Guidelines for the
Clinical Application of Cardiac Troponin

心肌肌钙蛋白临床应用指南

主编　张真路　鄢　华

中国科学技术出版社
·北　京·

图书在版编目（CIP）数据

心肌肌钙蛋白临床应用指南 / 张真路，鄢华主编．北京：中国科学技术出版社，2024. 11. —
ISBN 978-7-5236-1011-4

Ⅰ. R54-62

中国国家版本馆 CIP 数据核字第 2024AK0402 号

策划编辑　靳　婷　延　锦
责任编辑　靳　婷
文字编辑　延　锦
装帧设计　佳木水轩
责任印制　徐　飞

出　　版　中国科学技术出版社
发　　行　中国科学技术出版社有限公司
地　　址　北京市海淀区中关村南大街 16 号
邮　　编　100081
发行电话　010-62173865
传　　真　010-62179148
网　　址　http://www.cspbooks.com.cn

开　　本　889mm × 1194mm　1/16
字　　数　167 千字
印　　张　7.5
版　　次　2024 年 11 月第 1 版
印　　次　2024 年 11 月第 1 次印刷
印　　刷　北京博海升彩色印刷有限公司
书　　号　ISBN 978-7-5236-1011-4/R · 3343
定　　价　158.00 元

编者名单

主　编　张真路　鄢　华

副主编　李　玲　张李涛　张　铁

编　者　（以姓氏汉语拼音为序）

曹　炬　重庆医科大学附属第一医院
冯　强　泰安市中心医院
高春海　临沂市人民医院
龚　芳　无锡市第二人民医院
顾大勇　深圳市第二人民医院
郝崇华　山西省人民医院
何　偲　武汉亚洲心脏病医院
贺　勇　四川大学华西医院
胡安群　安庆市立医院
鞠少卿　南通大学附属医院
李　珂　成都市第三人民医院
李　玲　武汉亚洲心脏病医院
李俊明　南昌大学第一附属医院
李守霞　邯郸市中心医院
李小宁　皖南医学院弋矶山医院
刘　波　武汉亚心总医院
刘家云　空军军医大学西京医院
卢卫国　广州中医药大学第一附属医院
倪桐欣　深圳迈瑞生物医疗电子股份有限公司
万　楠　北部战区总医院
王江怀　中山大学公共卫生学院
吴　翔　海南省中医院
熊　岗　武汉亚洲心脏病医院
熊　雄　武汉亚洲心脏病医院
鄢　华　武汉亚洲心脏病医院
杨金玉　鸡西鸡矿医院
袁育林　广西医学科学院·广西壮族自治区人民医院
张　铁　深圳迈瑞生物医疗电子股份有限公司
张爱民　天津市中西医结合医院
张李涛　武汉亚心总医院
张真路　武汉亚洲心脏病医院
赵运海　武汉亚洲心脏病医院
周发为　湖北民族大学附属民大医院

主编简介

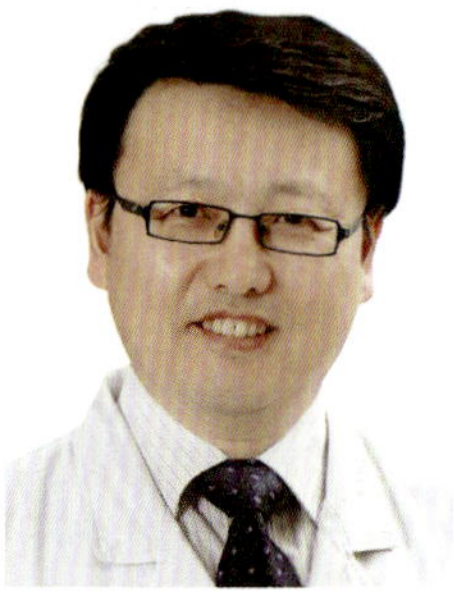

张真路

医学博士，教授，主任技师，硕士研究生导师。武汉亚洲心脏病医院检验中心主任。从事医学检验及病理诊断工作 40 年，有丰富的实验室管理工作、心血管疾病检验工作及心血管疾病病理诊断工作经验。所领导的检验中心在心脏生物标志物及出凝血检验临床应用方面处于国内领先水平。是 IFCC 心脏标志物专业委员会委员（代表中国中华检验学会）。目前负责领导“中国心脏标志物规范化应用协作小组”的日常运行工作，该工作组的宗旨是开展心脏病生物标志物规范化应用的宣传教育、答疑质询等工作，并希望提升中国 IVD 企业心脏生物标志物的整体水平。

先后参与和起草了《D– 二聚体实验室检测与临床应用中国专家共识》《B 型利钠肽及 N 末端 B 型利钠肽前体实验室检测与临床应用中国专家共识》《心肌肌钙蛋白实验室检测与临床应用中国专家共识》《血小板功能检测在急性冠状动脉综合征患者抗血小板治疗中的应用专家共识》《基层医院心力衰竭临床诊疗中 B 型利钠肽和 N 末端 B 型利钠肽原的应用中国专家建议》《中国心血管疾病临床病理标本处理与检测规范》《高敏心肌钙蛋白在急性冠状动脉综合征中的应用中国专家共识》《NT-proBNP 临床应用中国专家共识》，并在《中华检验医学杂志》上发表“述评”和“专家论坛”文章十余篇，主编和主译学术专著 3 部。

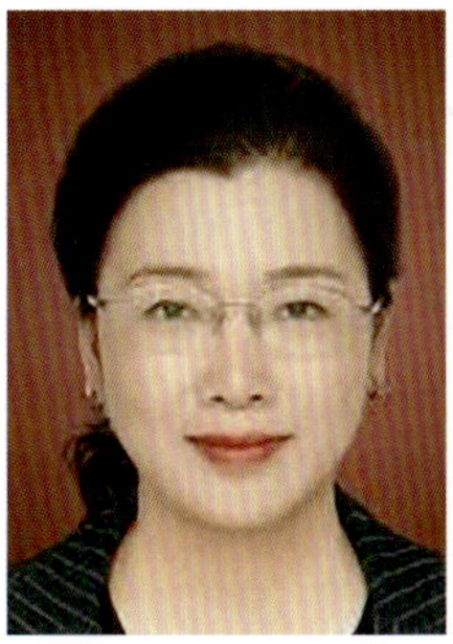

鄢 华

医学博士，主任医师，教授，硕士生导师。武汉亚洲心脏病医院院长、科教处主任、冠心病病区主任。现任中国女医师协会心脏与血管专业委员会常务委员、中华医学会心血管病学分会冠脉腔内影像及生理学学组委员，中国医师协会心血管内科医师分会肿瘤心脏病学学组委员，中国非公立医疗机构协会心血管疾病专业委员会常务委员、中国非公立医疗机构协会慢性病管理分会常务委员，海峡两岸医药卫生交流协会心脏重症专业委员会副主任委员，湖北省医师协会第四届理事会常务理事，湖北省高血压达标中心联盟副主任委员，湖北省预防医学会心血管专业委员会常务委员，武汉医学会第十八届理事会常务理事，武汉医院协会第三届理事会副会长，武汉医院协会慢性病管理专业委员会主任委员，CCI 中文版副主编，《中国介入心脏病学杂志》《中华脑血管病杂志》《临床内科杂志》编委。

主编《心血管临床精彩病例荟萃》《心内科精彩病例荟萃》，主译《冠状动脉内超声》，参编（参译）论著 10 余部。

内容提要

本书以心脏标志物“高敏肌钙蛋白”（high sensitivity troponin，hs-cTn）为核心，阐述了其基础生物学知识（hs-cTn 的分子结构、生物学功能及正常生理条件下的表达和释放机制）、目前心脏标志物的检测方法、不同方法对 hs-cTn 的检测原理、各种方法的优缺点和适用场景，以及 hs-cTn 临床应用领域［如心肌梗死的早期诊断、其他心血管疾病（心肌炎）和非心血管疾病中的临床应用］与不同疾病的应用时机、对应的 hs-cTn 检测结果解读、各类疾病心肌损伤病理生理介绍、hs-cTn 与该类疾病预后评估的关联，同时还介绍了 hs-cTn 领域的新研究进展、未来研究方向和发展趋势。通过阅读本书，读者可以全面且深入理解 hs-cTn，从而更好地将其应用于临床实践中。相信本书对医学专业人士、研究者及医学生均有参考价值和指导作用。

序

经过长达30年的不懈研发与技术革新，心肌肌钙蛋白（cardiac troponin，cTn）从幕后走到前台，大量的临床研究证据帮助cTn实现了从辅助角色到核心主角的华丽转身，成为第4版“心肌梗死全球统一定义”中诊断心肌梗死的关键且必要指标。近10年来，这一转变在欧美国家及我国国内众多大型先进医疗机构中尤为显著，已全面迈入“高敏肌钙蛋白时代”。

随着cTn检测敏感性的显著提升，其在医学领域的临床价值亦得到了更为深入的挖掘与拓展。cTn从单纯作为“心肌梗死标志物”的角色，已逐步发展为“心肌损伤标志物”，不仅极大地缩短了心肌梗死临床诊断与病理学诊断之间的差距，而且其涉及的心肌损伤病变范围已远超心肌梗死本身。这些深刻的变化同时也凸显了既往几十年间所制订的固有规则及理念的“滞后性”。面对新时代背景下的新挑战，医学检验与临床医学专业须秉持“与时俱进”的原则，不断适应并引领这一领域的发展。

本书的主编张真路教授及其所领导的武汉亚洲心脏病医院检验医学团队，自2003年起便在国内率先摒弃传统“心肌酶谱”检测，并于2010年开始引进并应用“高敏肌钙蛋白”检测，在技术操作、质量管控及临床应用方面累积了丰富经验。他们针对cTn常见的一系列相关检验与临床问题，撰写了《心肌肌钙蛋白临床应用指南》一书。该书的出版旨在为广大临床与检验工作者提供有关cTn这一重要心肌损伤标志物的科学指导，进而推动高敏肌钙蛋白在我国实现更为科学与规范化的应用。

中国医学科学院阜外医院　周洲

前言一

肌钙蛋白正式投入临床已 30 余年，现在已成为心肌梗死 / 急性冠状动脉综合征诊断全球定义的首要和必要条件，是临床相关指南 Ia 推荐项目。肌钙蛋白检测在急性冠状动脉综合征的危险分层、预后判断和治疗决策中发挥十分重要的作用。

近年来，由于肌钙蛋白检测性能不断改进，特别是极低值检测能力的提高，现在已进入“高敏肌钙蛋白”时代。保守地讲，高敏肌钙蛋白使心肌梗死诊断时间窗的“盲区”压缩了 2～3h，国际上少数优秀的高敏肌钙蛋白检测系统能帮助临床落实 0/1h 急性冠状动脉综合征快速诊断流程及实现 LoD 排除策略。同时国内各医院胸痛中心的建设如火如荼地进行，其达标要求肌钙蛋白检测从抽血到出报告时间必须在 20min 内。在这些大背景下，肌钙蛋白的检测更加得到关注与重视。目前国内医疗机构肌钙蛋白检测的项目、名称、组合、试剂性能和质量管理等方面的状况良莠不齐，更令人忧心的是国内外有近千家生产企业生产的肌钙蛋白投入临床应用，但他们的试剂性能及对相关知识的认知与理解“鱼龙混杂”。与此同时，国际上对高敏肌钙蛋白临床意义的认识从“普通肌钙蛋白 = 心肌梗死”的认知时代，已进入了“高敏肌钙蛋白 = 心肌损伤死亡”时代，但仍有一些临床医生认知并未“齐头并进”。当然，任何检测原理涉及免疫反应的试剂不可避免地发生假阳性和假阴性，对此试剂生产厂家如何尽可能规避，检验同仁能熟练判断与处理，临床医生如何理解与面对，也是我们要共同面对的问题，这些知识都迫切需要提高。

为此，我们组织临床、检验和生产企业的研发人员共同撰写了这部《心肌肌钙蛋白临床应用指南》，通过 13 个具体临床应用病例，向读者展示了涉及临床应用、实验室检测和试剂性能（抗干扰能力）等方面所遇到的具体问题，并请临床与检验专业的专家从各自角度进行了点评，相信一定会对相关从业人员有所帮助。

本书的撰写得到心内科专业和检验专业相关专家的悉心指导，并邀请了检验医学专家周洲教授为本书作序。同时也得到武汉亚洲心脏病医院领导及检验中心同事的大力支持，鄢华院长作为主编亲自参加编写及指导具体工作。迈瑞公司相关领导与专业人员积极支持本书的撰写工作，并全程参与了本书的撰写。

由于肌钙蛋白临床实践的相关研究一直在不断更新，书中收集的病例可能并不十分充分及有绝对针对性，书中疏漏及欠妥之处，敬请同道批评与指正。谢谢！

武汉亚洲心脏病医院　张真路

張真路

前言二

心肌肌钙蛋白（cTn）在心肌细胞中特异性表达，是心肌损伤高度特异和敏感的标志物。国际临床化学和实验室医学联合会（International Union of Clinical Chemistry and Laboratory Medicine，IFCC）、欧洲心脏病学会（European Society of Cardiology，ESC）、美国临床化学协会（American Association for Clinical Chemistry，AACC）等相关指南推荐 cTn 作为急性冠状动脉综合征（acute coronary syndrome，ACS）诊断的核心生物标志物，是心肌梗死诊断的基石。

10 余年来，我国胸痛中心的建设对胸痛患者的及时诊断、救治发挥了十分重要的作用。为此，有更多的医疗机构和生产企业更加关注肌钙蛋白的研发生产与使用。当下，有近千家生产企业生产的肌钙蛋白已投入临床应用，但各家产品性能差异极大。国内医疗机构还出现高敏肌钙蛋白、普通肌钙蛋白或 POCT 同时投入临床应用的局面。加之肌钙蛋白标准化一直难以实现，所以不同医院、不同品牌肌钙蛋白的检测结果相差万倍。目前已进入“高敏肌钙蛋白”时代，随之也带来了一系列认知和诊断流程的变化，但有些临床医生的认知并未“与时俱进”。

针对上述状况，武汉亚洲心脏病医院组织了临床及检验科具有丰富经验相关专家一起共同撰写了这部《心肌肌钙蛋白临床应用指南》，以期帮助医疗领域和生产企业相关人员提升肌钙蛋白具体应用过程中解决困难的能力。从 2003 年开始，武汉亚洲心脏病医院，在朱国英院长的倡导与指导下，取消了“心肌酶谱”常规检测，并引进应用“高敏肌钙蛋白”检测。检验中心不论是在肌钙蛋白检测质量管理还是临床沟通方面都具有丰富经验，先后多次参与了国内相关专家共识的撰写工作，20 多年来，在心脏生物标志物临床应用方面积攒了丰富经验。

由于医学发展日新月异，书中所述可能存在疏漏或不足之处，敬请同道批评与指正。

武汉亚洲心脏病医院　鄢　华

鄢华

目　录

第 1 章　心脏标志物发展历史

心肌肌钙蛋白（cTn）是心肌收缩单位的调节蛋白，是心肌肌动纤维的一部分，调控心肌纤维的收缩。cTn 是由心肌肌钙蛋白 I（cTnI）、心肌肌钙蛋白 T（cTnT）和肌钙蛋白 C（TnC）三个亚单位组成的复合物。cTnI 和 cTnT 在心肌细胞中特异表达，是心肌损伤的标志物，两者在急性冠状动脉综合征诊断、危险分层、预后判断中具有同等价值。

在心肌细胞中，大部分 cTn 以三元复合物的形式结合在细肌丝上，仅有 2%～8% 以游离形式存在于细胞质中。心肌细胞坏死、凋亡、细胞膜通透性改变等会导致 cTn 被释放进入血液。心肌梗死发生后，cTn 水平快速上升至峰值，随后缓慢下降，其幅度部分取决于血管闭塞情况和梗死面积，其中 cTnT 水平会于心肌梗死后 4～5 天出现二次升高，从而产生“双峰现象”[1]。

在心肌梗死发生后，外周循环中 cTn 以多种复合物和片段的混合形式存在，主要存在形式包括高分子量的 cTnITC（三元 cTnI-cTnT-TnC 复合物）、低分子量的 cTnITC（LMW-cTnITC）、cTnITC（二元 cTnI-cTnC 复合物）及游离的 cTnT 片段等。一般认为，cTnI 在血液中主要以 cTnITC 和 cTnIC 等复合物形式存在，而 cTnT 在血液中主要以复合物和游离 cTn 形式存在。最新研究表明，急性心肌损伤发生后，cTnITC 优先释放进入血液，随后部分降解的 LMW-cTnITC、cTnIC 及游离的 cTnT 片段逐渐被释放并进入血液。血液循环中的 cTn 进一步经肾脏清理，肾功能损伤可能会影响其在血液中的清除速度[2, 3]。

cTn高于第 99百分位值参考上限(99th URL）诊断为心肌损伤，如果伴随上升或下降，考虑为急性心肌损伤。需要注意的是，心肌损伤的机制较为复杂，除了心肌缺血导致的心肌梗死外，还涉及氧化应激、炎症反应、心脏直接创伤、心肌细胞膜应力增加等情况。临床上需要考虑到心肌损伤的多种机制并存，综合各项检查结果谨慎进行诊疗。

1964 年，肌钙蛋白首次被发现，最初被定义为具有钙离子结合特性、参与肌肉收缩的蛋白。20 世纪 70 年代，心肌肌钙蛋白的心肌组织特异性被发现，拉开了 cTn 作为心脏标志物研究的序幕。1987 年、1989 年先后报道了使用放射免疫的方法检测血液中的 cTnT 和 cTnI，其最低检出限仅能达到 10ng/ml，检测时间长达两天。20 世纪 90 年代至今，cTn 的检测技术经历了数次革新。1992 年，第一代 cTnT 自动化检测试剂盒问世，1994年首款商品化cTn试剂被FDA批准。2010年，新一代高敏肌钙蛋白检测试剂上市。2018 年发布的第 4 版 AMI 全球统一定义将 cTn 作为心肌梗死诊断的首选标志物，cTn 的临床地位进一步提升，成为心肌损伤 / 心肌梗死诊断的核心标志物。

近年来，随着检测技术的进步，高敏肌钙蛋白应用越来越广泛。基于高敏肌钙蛋白测试的 0～1h、0～2h、0～3h 分诊流程不断迭代立，进一步加速了胸痛患者分诊，改善了患者的预后，被纳入 2023 年 ESC 非 ST 段抬高急性冠状动脉综合征（NSTE-ACS）患者管理指南（I 级 B 类推荐）等各国指南[4-6]。

cTn 是临床心肌损伤相关疾病诊断，治疗监测和预后评估的核心标志物，细微的浓度变化即可能预示不同的临床结局。可见临床对 cTn 检测结果的特异性、灵敏度和精密度等方面提出极高要求。高质量的 cTn 检测结果需要高质量的检测试剂。准确的 cTn 检测需要面临 cTn 分析物结构复杂性、干扰因素多样、体内含量覆盖范围宽等诸多不利因素，极大地提高了 cTn 免疫检测试剂的开发难度。

首先，cTn 抗原在血液中的存在形式复杂。在血液中，cTnl 主要以不同分子量的 cTnITC 三元复合物和 cTnIC 二元复合物形式存在，而 cTnT 则主要以 cTnITC 三元复合物和不同分子量 cTnT 片段形式存在[2, 3]。在 cTnl 和 cTnT 的免疫检测中，cTnl、cTnT 和 TnC 三者之间的相互作用可能会影响抗体识别，进而影响检测灵敏度和准确率。其次，cTn 分子不稳定，cTnl 分子的 C 末端和 N 末端，以及 cTnT 分子的 N 末端均易发生不同程度的水解。以 cTnl 为例，心肌梗死患者血液中包含全长及 11 种不同长度的 cTnl 片段成分，这些片段包括了 N 末端降解 cTnI、C 末端降解 cTnI 及两端降解的 cTnI，其中 34-126 氨基酸片段区为 cTnI 分子最稳定的区域[7]。因此，了解 cTn 分子的降解特性，选择合适的抗体位点，是解决 cTn 分子不稳定干扰因素的核心思路。最后，在 9.9% 的正常人群中，存在 cTn 自身抗体。一方面 cTn 自身抗体可能与 cTn 结合，形成巨肌钙蛋白复合物，导致假阳性结果；另一方面，cTn 自身抗体可能封闭检测试剂中的抗体结合位点，导致假阴性结果。因此，如何选择合适的抗体表位以规避自身抗体的影响至关重要。基于 cTn 自身抗体的研究，普遍认为 cTnI 的中间区域是其结合的主要位点。然而，该区域作为 cTnI 分子的最稳定区域，是试剂开发中规避 cTnI 水解的理想表位。最新研究表明，cTn 自身抗体与 cTn 的结合区域位于 ITC 复合物的“I-T 臂”上，IC 复合物、游离的 cTnI 和 cTnT 不受自身抗体影响[8]。这一发现提示了使用“I-C”构象表位的抗体可能是解决自身抗体干扰的核心策略。此外，异嗜性抗体、骨骼肌肌钙蛋白（skTn）、肝素、生物素、cTn 自身磷酸化等干扰因素同样不可忽视。需开发特异性强、无交叉反应的抗体，以构建高质量 cTn 检测试剂，保障高灵敏度，高特异性的检测结果。

参考文献

[1] 中国医师协会检验医师分会心血管专家委员会 . 心肌肌钙蛋白实验室检测与临床应用中国专家共识 [J]. 中华医学杂志 2021;101(37):2947-61.

[2] Vylegzhanina AV, Kogan AE, Katrukha IA, Koshkina EV, Bereznikova AV, Filatov VL, et al. Full-size and partially truncated cardiac troponin complexes in the blood of patients with acute myocardial infarction[J]. *Clin Chem* 2019;65:882-892.

[3] Katrukha IA, Katrukha AG. Myocardial injury and the release of troponins I and T in the blood of patients[J]. *Clin Chem* 2021;67:124-130.

[4] Thygesen K, Alpert JS, Jaffe AS, Chaitman BR, Bax JJ, Morrow DA, et al. Fourth universal definition of myocardial infarction (2018)[J]. *Circulation* 2018;138:e618-e651.

[5] Collet JP, Thiele H, Barbato E, Barthelemy O, Bauersachs J, Bhatt DL, et al. 2020 ESC guidelines for the management of acute coronary syndromes in patients presenting without persistent st-segment elevation[J]. *Eur Heart* Journal 2021;42:1289-1367.

[6] Byrne RA, Rossello X, Coughlan JJ, Barbato E, Berry C, Chieffo A, et al. 2023 ESC guidelines for the management of acute coronary syndromes[J]. *European Heart Journal* 2023;44:3720-3826.

[7] Katrukha IA, Kogan AE, Vylegzhanina AV, Kharitonov AV, Tamm NN, Filatov VL, et al. Full-size cardiac troponin and its proteolytic fragments in blood of patients with acute myocardial infarction: Antibody selection for assay development[J]. *Clin Chem* 2018;64:1104-1112.

[8] Vylegzhanina AV, Kogan AE, Katrukha IA, Antipova OV, Kara AN, Bereznikova AV, et al. Anti-cardiac troponin autoantibodies are specific to the conformational epitopes formed by cardiac troponin I and troponin T in the ternary troponin complex[J]. *Clin Chem* 2017;63:343-550.

第2章　心肌肌钙蛋白检测中常见的干扰因素

近年来，随着高敏肌钙蛋白（hs-cTn）检测方法的问世，心肌肌钙蛋白检测的灵敏度得到了显著提升，对心肌损伤的早期诊断能力大大增强，并有效提高了阴性排除的准确性。该技术极大地拓宽了心肌肌钙蛋白在临床实践中的应用范围，在心血管疾病的诊断、风险评估及预后管理中发挥着越来越重要的作用。然而，由于心肌肌钙蛋白的分子结构非常复杂，其检测容易受到多种因素的干扰，导致结果出现假阳性或假阴性，对临床医生和实验室技术人员正确地理解和规范化使用心肌肌钙蛋白都提出了较大的挑战。本篇综述了各研究发现的心肌肌钙蛋白检测中可能存在的干扰因素，以及每一种可能干扰来源的应对措施，以对心肌肌钙蛋白在临床和实验室的正确使用提供帮助。

一、异嗜性抗体

异嗜性抗体（heterophile antibody，HA）是存在于人类血清中的内源性抗体，由已知或未知抗原物质刺激人体产生，是一种能与多个物种免疫球蛋白发生相对弱结合的多重特异性免疫球蛋白。广义的异嗜性抗体是指能够与动物抗体结合从而干扰免疫分析的所有人源抗体，包括人抗动物抗体（human anti-animal antibodies，HAAA）和类风湿因子（rheumatoid factor，RF）等。HA主要干扰双位点免疫学分析方法，其可以结合于标记抗体与捕获抗体之间导致测定结果偏高（多见），也可与标记抗体或捕获抗体单独结合，导致测定结果偏低（少见）[1]。HAAA产生的原因包括：①医源性因素，主要由接受动物源性蛋白治疗导致，如胸腺肽、靶抗体对比剂、靶抗体药物、被动免疫动物血制品（如破伤风针、胰岛素、凝血因子）等；②非医源性因素，即母婴传递、偶然或职业性原因接触动物、进食污染食品等。

RF是人体内针对变性IgG的Fc片段上抗原表位的一类自身抗体，主要为19S的IgM，也可见7S的IgG及IgA，与人或动物的变性IgG结合，而不与正常IgG发生凝集反应。RF产生的原因包括：①感染因素，即病毒、支原体等持续感染可能刺激机体产生IgG抗体，当抗原与抗体形成复合物后IgG可能发生变性，变性的IgG又成为新的抗原，促使机体再产生抗IgG的抗体（即抗抗体），这种抗变性IgG的抗体即为RF；②环境和遗传因素，即在多种环境和遗传因素作用下，机体对带有瓜氨酸残基的蛋白质丧失耐受性，导致产生了自身抗体，包括抗瓜氨酸肽抗体（anti-citrullinated peptide antibodies，ACPA）和RF[2, 3]。

可采用多种方法来应对异嗜性抗体的干扰：①更换检测系统，即利用不同厂家单克隆抗体存在的差异，降低异嗜性抗体的干扰；②倍比稀释法，即稀释法可以降低干扰，但不能够完全消除，对异常样本进行稀释，结合稀释回收率判断检测结果是否存在干扰；③阻断剂法，即向样本中加入阻断剂阻断抗体干扰；④聚乙二醇（PEG）沉淀法，即一定浓度的PEG能沉淀免疫复合物，从而降低干扰；⑤还原剂法，即用还原剂（如β–

巯基乙醇）使 RF 降解，该方法仅适用于测定抗原；⑥竞争性抑制法，即向样本中加入与抗体试剂相同物种的血清或免疫球蛋白，抑制异嗜性抗体与试剂抗体发生结合，从而减弱干扰。

二、巨肌钙蛋白复合物

巨复合物（macrocomplex）是指低活性的自身抗体与某种蛋白结合并在蛋白之间产生交联形成巨型复合物，常见的巨复合物如巨肌酸激酶复合物（macro-CK）、巨天冬氨酸氨基转移酶（macro-AST）、巨催乳素复合物（macro-PRL）、巨肌钙蛋白复合物（macro-cTn）、巨促甲状腺激素复合物（macro-TSH）等。

Macro-cTn 是心肌肌钙蛋白自身抗体与循环心肌肌钙蛋白结合形成的复合物，有报道指出健康个体中 cTn 自身抗体的比例可达 12.7%，心肌梗死患者中的比例可达 13.4%[4]。研究发现，Macro-cTn 是当前 hs-cTn 不同检测系统间测定差异的一个重要原因。Macro-cTn 通过桥联检测试剂中的捕获抗体和检测抗体，形成假的“三明治”夹心结构，产生假阳性结果。同时，Macro-cTn 在体内半衰期可长达数月，其产生的假阳性结果通常表现为 cTn 持续性升高，在短时间内的结果变化差异不明显，与急性 cTn 释放相关的动力学变化趋势存在显著差异。

Macro-cTn的鉴定和处理方法如下：①连续监测，即急性心肌损伤过程中，cTn水平通常短期内快速升高或降低，而在 macro-cTn干扰的样本中，cTn水平持续性升高且变化幅度较小；②检测其他心脏标志物，即 macro-cTn干扰通常只影响 cTn的检测，因此可对比多个心肌项目检测结果，如 MYO、CK-MB等，辅助识别出潜在的仅 cTn 超过危急值的假阳性结果；③检测其他样本类型，即 macro-cTn 干扰物在血清、肝素血浆、EDTA 血浆等不同样本中存在形式可能不同，其对 cTn 检测的干扰程度也可能不同，可通过测试不同的类型样本，识别潜在的异常结果；④其他平台复测，即不同厂家 cTn 检测试剂中使用的抗体类型和识别表位各不相同，因此受到 macro-cTn 干扰的程度也可能不同，可通过其他平台复测的方法快速识别出假阳性结果；⑤倍比稀释法，即正常 cTn 阳性样本在不同比例稀释后通常具有较好的稀释回收性，但 macro-cTn 干扰样本在不同比例稀释后稀释回收不成线性；⑥ PEG 沉淀法，即 PEG 加入到血清或血浆样本后会显著降低大分子量物质的溶解度，由于 macro-cTn 的分子量通常＞200kDa，因此可通过 PEG 沉淀的方法处理样本，经离心后复测。

三、生物素

生物素又称维生素 H 或维生素 B_7，是一种水溶性维生素，广泛分布于动植物组织中，也可人工合成，是一种维持人体自然生长、发育和功能健康的必要营养素。作为一种维生素补充剂，生物素的使用在欧美相当普及，在国内主要用于治疗皮肤与毛发相关疾病。目前报道的生物素干扰大多来源于遗传性缺乏和多发性硬化症的高剂量补充。生物素药代动力学研究中，健康受试者单次口服生物素补充剂后，血清生物素水平在 1～3h 后达到峰值，半衰期为 8～16h[5]，主要经肾脏排泄，因此其半衰期可能受肾脏功能的影响[6]。

链霉亲和素 - 生物素之间的高亲和力和特异性，以及生物素与大分子人工交联形成的标志物而不影响其生物活性和链霉亲和素的结合能力，使这种相互作用广泛应用于各种标记免疫分析技术中，但样本中存在的生物素可能会造成检测结果产生干扰。以双抗体夹心法为例，若待测样本中存在游离生物素，其与链霉亲和素结合后，可能抑制部分生物素化抗体与链霉亲和素结合，造成结果假性降低[6]。因此，免疫检测前 24h 内应尽量避免服用生物素，如有肾脏疾病或服用生物素的剂量很高，时间间隔还应该进一步延长。

生物素干扰的分析方法包括：①了解患者用药史，如患者是否正在服用生物素；②样本稀释试验，如使用制造商的稀释剂进行稀释；③更换检测平台，如换用非生物素 - 链霉亲和素免疫分析系统；④孵育法，如将样本与链霉亲和素磁珠孵育去除生物素干扰。

四、骨骼肌疾病

心肌肌钙蛋白 I（cTnI）和心肌肌钙蛋白 T（cTnT）仅来源于心肌细胞，具有严格的器官特异性，并在心肌细胞受损时释放入血，是诊断心肌损伤最具特异性的生物标志物。然而，越来越多的研究发现，部分骨骼肌疾病患者出现了 cTnT 的升高，但这些患者中的绝大多数并没有出现心肌损伤[7]。

骨骼肌疾病导致 cTnT 检测结果升高的机制至今没有完全澄清。当前的研究认为，cTnT 检测结果升高的原因可能有两类。①再表达：一般来说，在胚胎发育中期之前，cTnT 在骨骼肌和心肌中都有表达，终末分化开始后该基因在骨骼肌中的表达受抑制，但有研究者在成年肌营养不良患者病变的骨骼肌组织中检测到了 cTnT mRNA 的表达，该试验提示成人骨骼肌在损伤修复的过程中再次表达了心脏同源的肌钙蛋白 T，这可能是导致 cTnT 检测结果升高的原因之一[8]。②交叉反应：有研究者发现，对纯化的骨骼肌肌钙蛋白 T（skTnT）或尸体解剖来源的健康骨骼肌组织使用免疫分析法检测 cTnT，结果均出现了 cTnT 的升高。这提示 skTnT 可能与 cTnT 存在交叉反应性，考虑到在骨骼肌疾病患者血液中包括 skTnT 在内的骨骼肌蛋白的水平可能会增加几个数量级，因此在非心脏损伤的骨骼肌疾病患者中也可出现 cTnT 检测结果的升高[9]。因此，cTn 检测中应选择 skTnT 交叉反应性尽可能低的抗体，以保证结果准确性。

由于骨骼肌疾病一般只导致 cTnT 的检测结果升高，而对 cTnI 的检测结果没有影响。因此对怀疑存在骨骼肌疾病干扰的样本使用 cTnI 或 hs-cTnI 的检测方法进行复检可有效识别和规避相关干扰。

以上总结了心肌肌钙蛋白免疫检测中常见的干扰类型、干扰原理、识别和处理方案。总体来说，cTn 免疫检测的干扰不可避免，如果怀疑 cTn 检测可能存在干扰，首先应该将检测样本重新离心、稀释或使用替代样本类型进行重新检测。如果结果不一致，应该使用不同的 cTn 检测方法重新测试样本。如果结果仍不明确，可以使用文中提到的其他方法或寻求试剂厂商的帮助。

参考文献

[1] Newman DJ, Olabiran Y, Bedzyk WD, Chance S, Gorman EG, Price CP. Impact of Antibody Specificity and Calibration Material on the Measure of Agreement between Methods for Cardiac Troponin I. *Clin Chem*. 1999;45(6):822-828.

[2] van Delft M.A.M., Huizinga T.W.J. An overview of autoantibodies in rheumatoid arthritis. *J Autoimmun*. 2020; 110: 102392.

[3] Wu C.Y., Yang H.Y., Luo S.F., Lai J.H. From Rheumatoid Factor to Anti-Citrullinated Protein Antibodies and Anti-Carbamylated Protein Antibodies for Diagnosis and Prognosis Prediction in Patients with Rheumatoid Arthritis. *Int J Mol Sci*. 2021;22(2):686.

[4] O'Donohoe T.J., Ketheesan N., Schrale R.G. Anti-troponin antibodies following myocardial infarction. *J Cardiol*. 2017;69(1):38-45.

[5] Mardach R, Zempleni J, Wolf B, et al. Biotin dependency due to a defect in biotin transport. *J Clin Invest*. 2002; 109(12): 1617-1623.

[6] Samarasinghe S, Meah F, Singh V, et al. Biotin Interference with Routine Clinical Immunoassays: Understand the Causes and Mitigate the Risks. *Endocr Pract*. 2017;23(8):989-998.

[7] Schmid J, Liesinger L, Birner-Gruenberger R, et al. Elevated Cardiac Troponin T in Patients With Skeletal Myopathies. J Am Coll Cardiol. 2018;71(14):1540-1549.

[8] Giannitsis E, Mueller C, Katus HA. Skeletal myopathies as a non-cardiac cause of elevations of cardiac troponin concentrations. Diagnosis (Berl). 2019;6(3):189-201.

[9] Vroemen W.H.M., de Boer D, Streng A.S., et al. Elevated Cardiac Troponin T in Skeletal Myopathies: Skeletal TnT Cross-Reactivity and/or Cardiac TnT Expression?. J Am Coll Cardiol. 2018;72(3):347-349.

第 3 章　临床病例及应用

一、高敏肌钙蛋白在急性 ST 段抬高心肌梗死患者中的应用

【疾病概述】

急性 ST 段抬高心肌梗死（ST-segment elevation myocardial infarction，STEMI）是冠心病的严重类型，为致死、致残的主要原因。急性心肌梗死患者心电图有 2 个或 2 个以上相邻导联 ST 段抬高时称为 ST 段抬高心肌梗死。STEMI 的患者强调全程管理需要从首次医疗接触（first medical contact, FMC）开始，应最大可能提高再灌注效率、规范药物诊疗、改善患者的生存率和远期预后。本病例描述 1 例男性患者突发胸痛后诊断为 STEMI 患者，以及其后续诊疗过程。

1. 诊疗过程

(1) 一般情况：男性，44 岁。

(2) 主诉：突发胸痛 10 小时。

(3) 现病史：患者 10 小时前无明显诱因突发胸痛，为心前区手掌范围大小，呈“胀痛感”，疼痛剧烈且伴出冷汗、心慌。无头晕、头痛，无黑矇、晕厥，无恶心、呕吐等。症状持续 20min 自行缓解。后症状间断发作，患者外院就诊行心电图提示心肌缺血（未见相关治疗），后自行来我院急诊就诊，查心电图提示窦性心律，V_1～V_3 导联 QS 波，伴 ST 段弓背向上抬高，急查高敏肌钙蛋白 I 7700ng/L（女性 15.3ng/L，男性 31.1ng/L，总体 24.2ng/L），考虑 STEMI。给予阿司匹林 300mg 口服、替格瑞洛 180mg 口服及对症处理。与患者及家属充分交代病情后，启动胸痛绿色通道，在我院介入中心行急诊冠状动脉介入诊治，冠状动脉造影提示 LAD 近段重度狭窄，于 LAD 植入 1 枚支架。术后转入 MICU 继续诊治。

(4) 既往史：高血压病史 7 年余，最高血压大于 160 mmHg。

(5) 个人史：吸烟 20 余年，未戒烟。

(6) 入院查体：体温 36.5℃，心率 105 次 / 分，呼吸 19 次 / 分，血压 120/93mmHg。神志清楚，颈软，颈静脉无怒张；双肺呼吸音清晰，双肺未闻及干啰音、湿啰音；心界不大，律齐，各瓣膜听诊区未闻及杂音；腹平软，无压痛及反跳痛，肝脾肋下未触及；双下肢无水肿，生理反射存在，病理反射未引出。

(7) 初步诊断：①急性 ST 段抬高心肌梗死（Killip Ⅰ级）；②高血压 2 级（很高危）。

(8) 实验室检查异常指标（表 3–1）。

(9) 影像学检查（图 3–1 和图 3–2）。

(10) 诊疗思路：患者 10 小时前突发胸痛不适，性质、位置、持续时间考虑心绞痛发作，完善心电图可见 V_1～V_3 导联异常 Q 波伴 ST-T 改变，床旁超声心电图提示左心室壁运动异常，hs-cTnI 显著升高，考虑诊断急性 ST 段抬高心肌梗死。根据指南，行急诊造影检查提示前降支狭窄 90%，予植入支架治疗（图 3–3）。

(11) 术后复查异常指标（表 3–2 和图 3–4）。

(12) 最终诊断：①急性 ST 段抬高心肌梗死

表 3-1　实验室检查异常结果

项　目	指　标	结　果	参考范围	结果标识
全血细胞计数	白细胞计数（WBC）	$12.43 \times 10^9/L$	（3.5～9.5）$\times 10^9/L$	↑
心脏标志物检测	高敏肌钙蛋白 I（hs-cTnI）	7700 ng/L	• 女 15.3ng/L • 男 31.3ng/L • 总体 24.2ng/L	↑

心脏 M 型和二维切面测量（cm）							
主动脉瓣环	2.1	升主动脉	3.1	主动脉瓣口	1.8	左心室流出道	2.1
主肺动脉	2.5	右肺动脉	1.3	左肺动脉	1.2	右心室流出道	2.4
左心房前后径	3.4	左心室	4.6/3.1	右心房	3.3	右心室	3.4
室间隔（D）	1.5	空间隔（S）	1.7	左心室后壁（D）	1.1	左心室后壁（S）	1.4
二尖瓣开口	1.9cm			二尖瓣面积	cm^2		
心功能测量		左心室短轴缩短率		25%		左心室射血分数	50%

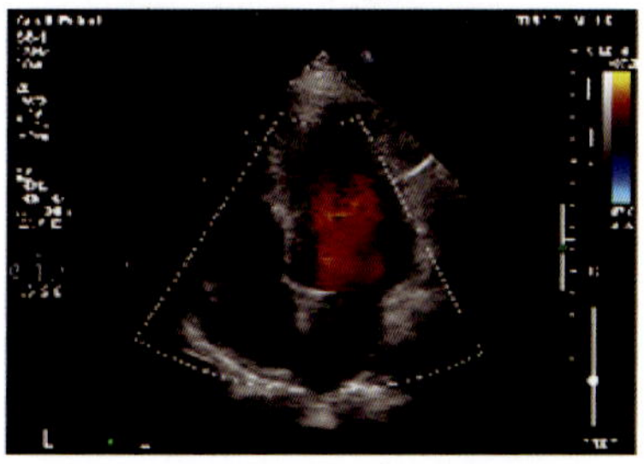

▲ 图 3-1　床旁超声心动图：左心室节段性室壁运动异常，室间隔、左心室壁明显增厚，左心室舒张功能减退

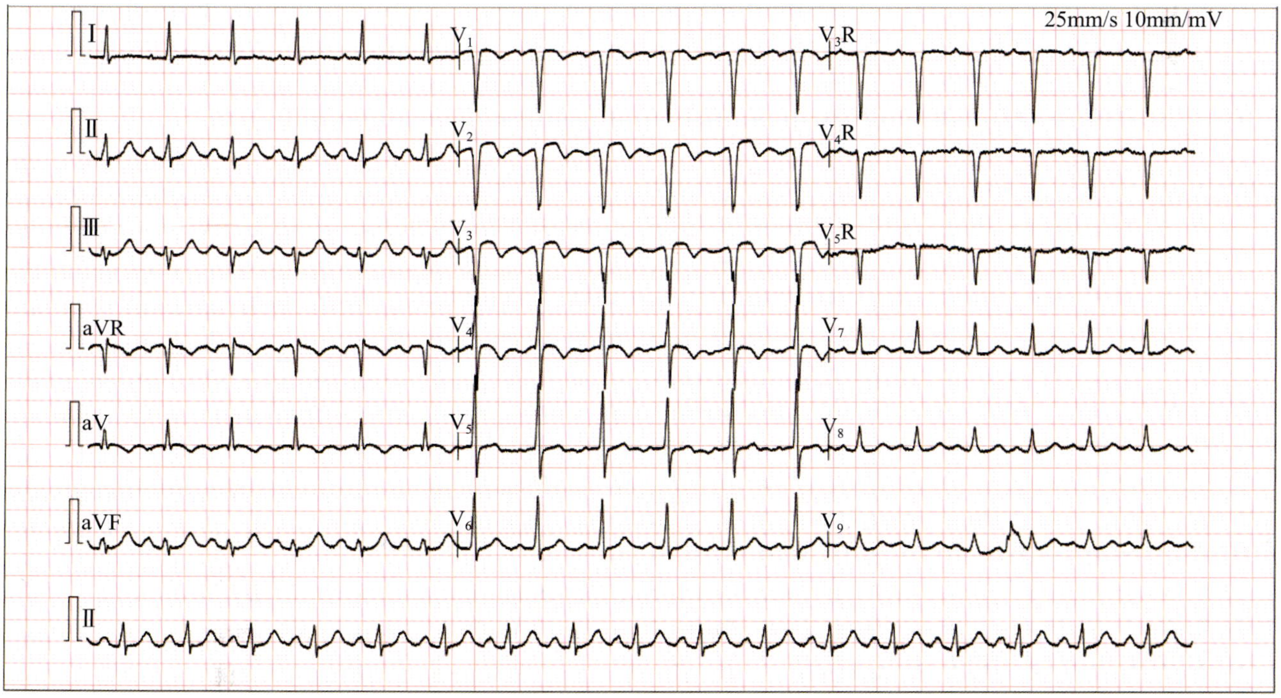

▲ 图 3-2　心电图：窦性心动过速，左心房异常，前间壁异常 Q 波（考虑前间壁心肌梗死），ST-T 段改变

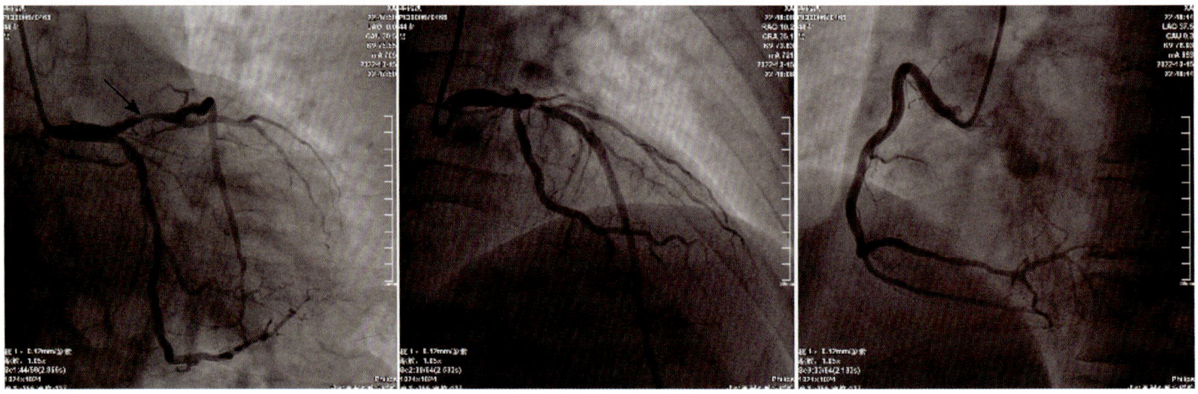

造影所见：造影分布：右优势型

病变部位	狭窄程度（%）	描述
前降支近段	90	

▲ 图 3-3　冠状动脉造影检查：前降支近段狭窄 90%

表 3-2　实验室检查异常结果

项　目	指　标	结　果	参考范围	结果标识
心脏标志物检测	高敏肌钙蛋白 I（hs-cTnI）	5344ng/L	• 女 15.3ng/L • 男 31.3ng/L • 总体 24.2ng/L	↑
	N 末端 B 型利钠肽前体（NT-proBNP）	1438pg/ml	0～125pg/ml	↑
	肌红蛋白（MYO）	142ng/ml	0～72ng/ml	↑
	肌酸激酶－同工酶（CK-MB）	217ng/ml	0～4.87ng/ml	↑
血脂分析	甘油三酯（TG）	2.1mmol/L	0～1.7mmol/L	↑
	低密度脂蛋白（LDL-C）	3.14mmol/L	0～3.37mmol/L	
	高密度脂蛋白（HDL-C）	1.00mmol/L	1.04～1.55mmol/L	↓
炎症性生物标志物	超敏 C 反应蛋白（hs-CRP）	4.91mg/L	0～3mg/L	↑

（Killip Ⅰ级）；②高血压 2 级（很高危）。

2. 病例分析

患者因胸痛入院，予完善心电图、超声心动图、心脏标志物、D- 二聚体及凝血功能、血脂分析等实验室检测；患者心电图提示前间壁异常 Q 波伴 ST 段异常抬高，超声心动图提示室壁运动异常，hs-cTnI 升高明显，考虑诊断急性 ST 段抬高心肌梗死，予规范双联抗血小板负荷量治疗，急诊行冠状动脉造影提示前降支狭窄 90%，于狭窄处植入支架 1 枚，结合《急性 ST 段抬高心肌梗死诊断和治疗指南（2019）》最后诊断急性 ST 段抬高心肌梗死 Killip Ⅰ级。

【知识拓展】

急性 ST 段抬高心肌梗死（STEMI）是一种严重的心血管疾病，其病理生理过程迅速且剧烈，需要及时且准确的诊断和治疗；及时医疗干预可以显著降低心肌坏死范围，提高患者生存率和生活质量。

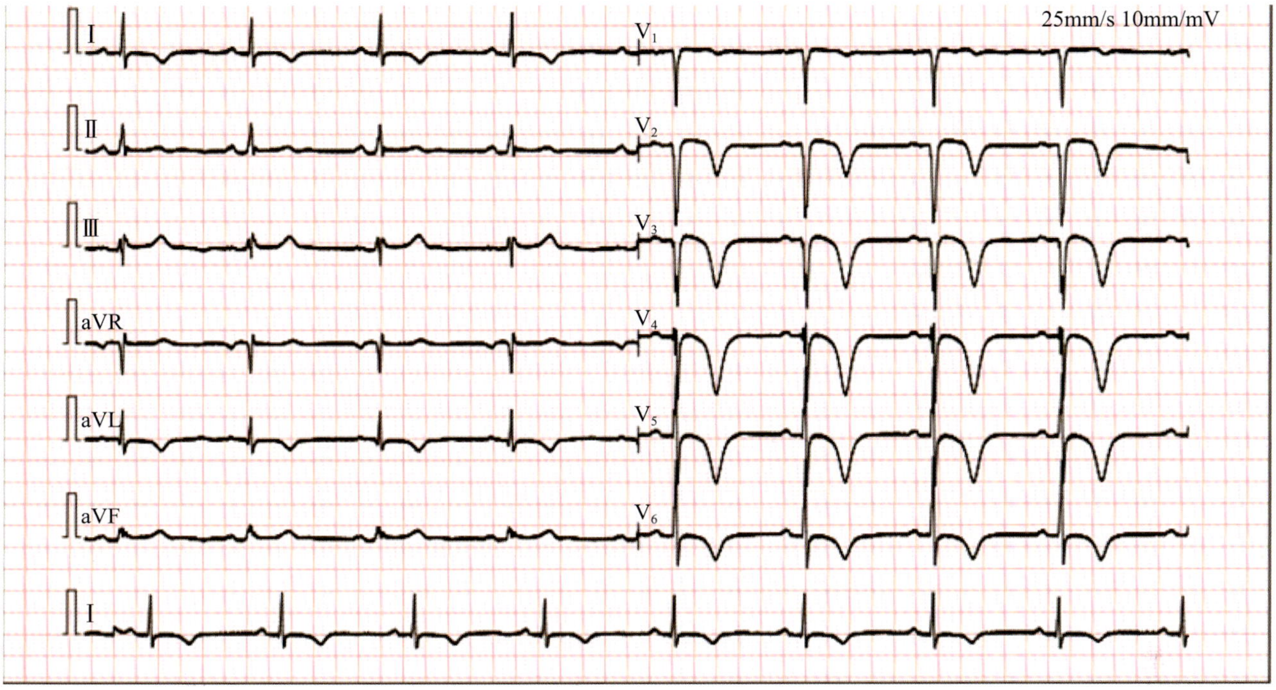

▲ 图 3-4　术后复查心电图

窦性心动过缓，左心房异常，前间壁心肌梗死，ST-T 改变，Q-T 间期延长

1. 临床诊疗

《急性 ST 段抬高心肌梗死诊断和治疗指南（2019）》提出 STEMI 的初始诊断通常是基于持续性心肌缺血症状和心电图检查[1]。STEMI 症状中有典型的缺血性胸痛，通常在 10～20min 以上，表现为胸骨后或心前区剧烈的压榨性疼痛，并可向左上臂、下颌、颈部、背或肩部放射。这种症状通常伴有恶心、呕吐、大汗和呼吸困难等症状，有时甚至可以导致晕厥。应该注意到典型缺血性胸痛及其他非特异性症状。在进行体格检查时，应特别关注患者的生命体征，如皮肤湿冷、面色苍白、烦躁不安、颈静脉怒张等血流动力学不稳定表现。此外，还需要注意听诊是否有肺部啰音、心律不齐、心脏杂音和奔马律，并对神经系统进行评估。建议使用 Killip 分级法评估心功能。对于怀疑为 STEMI 的胸痛患者，在首次医疗接触后 10min 内应记录 12 导联心电图，对于怀疑下壁心肌梗死的患者，还应进行 V_3R～V_5R 右心室和 V_7～V_9 后背导联的记录。STEMI 的特征性心电图表现为 ST 段弓背向上型抬高，伴有或不伴有病理性 Q 波、R 波减低，并且常常在对应导联上观察到 ST 段压低。对于有持续胸痛症状但首次心电图未能明确诊断的患者，应在 15～30min 内重新检查心电图，对于症状发生变化的患者，随时进行心电图复查，并与既往心电图进行比较以帮助诊断。建议尽早开始心电监护，以便发现恶性心律失常。超声心动图等影像学检查对于急性胸痛患者的鉴别诊断和危险分层有帮助。

经救护车收治且入院前已确诊为 STEMI 的患者（图 3-5），若 120min 内能转运至经皮冠状动脉介入治疗（percutaneous coronary intervention, PCI）中心直接治疗（FMC 至导丝通过心肌梗死相关动脉时间＜120min），则应首选直接 PCI 治疗，若 120min 内不能转运至 PCI 中心完成再灌注治疗，最好于入院前在救护车上开始溶栓，院前溶栓后病情稳定应直接转运至具有直接 PCI 能力的医院，根据溶栓结果进行后续处理。典型溶栓成功表现是在抬高的 ST 段回落≥50% 基础上，加上胸痛症状明显缓解和（或）出现再灌注性心律失常[2]。患者自行就诊于可行直接 PCI 的医院，

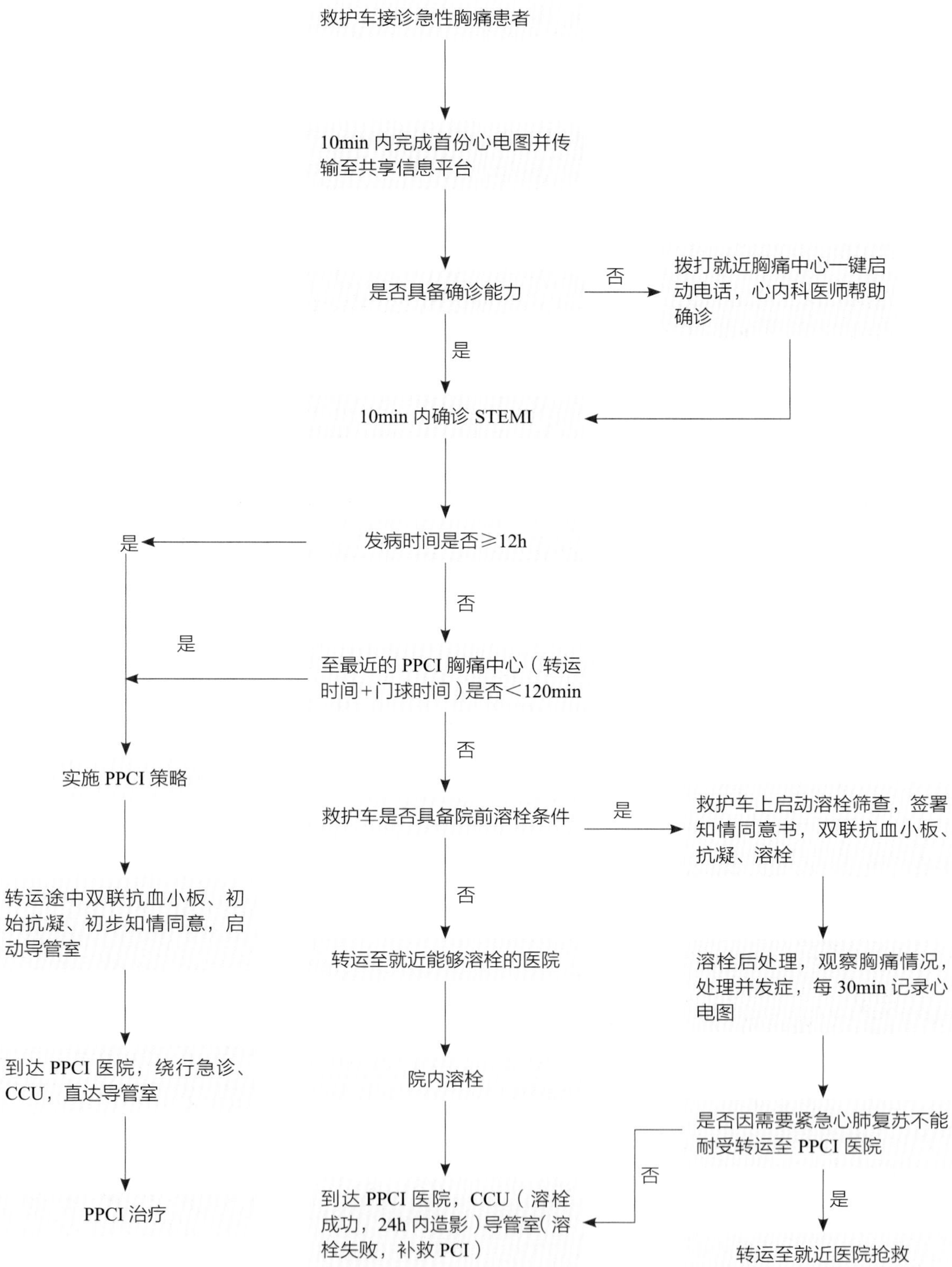

▲ **图 3-5　区域协同救治体系下 STEMI 院前救治工作流程图**

STEMI. 急性 ST 段抬高心肌梗死；PPCI. 直接经皮冠状动脉介入治疗

应在 FMC 后 90min 内完成直接 PCI 治疗。再灌注治疗时间窗内，发病<3h 的 STEMI，直接 PCI 与溶栓同效；发病 3～12h，直接 PCI 优于溶栓治疗，优选直接 PCI。

所有 STEMI 患者都应尽早评估短期风险，包括心肌损伤的程度，再灌注治疗是否成功，以及是否存在不良心血管事件高风险的临床特征。推荐使用全球急性冠状动脉事件登记（GRACE）评分进行风险评估[3]（表 3–3 至表 3–6）。

2. 流行病学

2002—2020 年我国急性心肌梗死的死亡率总体亦呈现上升趋势。从 2013 年开始，农村地区急性心肌梗死病死率大幅超过城市[4]。China-PEACE 对中国 31 个省、自治区、直辖市 162 家医院的调查显示，2001—2011 年，全国每 10 万人中，因 ST 段抬高心肌梗死（STEMI）住院的患者人数逐年增加；按自然人口数估计，STEMI 住院率从 2001 年的 3.7/10 万增至 2006 年的 8.1/10 万和 2011 年的 15.8/10 万[5]。

3. 心肌损伤机制

心内膜是血液供应最差的区域，缺血时最容易受到损伤[6]，该区域在失去血液供应后 15～30min

表 3–3　GRACE 入院评分

年龄（岁）	分值	收缩压（mmHg）	分值	心率（次 / 分）	分值	血肌酐（mg/dl）	分值	Killip 分级	分值	其他危险因素	分值
＜30	0	≤80	58	≤50	0	0～0.39	1	Ⅰ	0	院前心搏骤停	39
30—39	8	80～99	53	50～69	3	0.40～0.79	4	Ⅱ	20	ST 段偏移	28
40—49	25	100～119	43	70～89	9	0.80～1.19	7	Ⅲ	39	心肌标志物升高	14
50—59	41	120～139	34	90～109	15	1.20～1.59	10	Ⅳ	59		
60—69	58	140～159	24	110～149	24	1.60～1.99	13				
70—79	75	160～199	10	150～199	38	2.00～3.99	21				
80—89	91	≥200	0	≥200	46	≥4.0	28				
≥90	100										

表 3–4　GRACE 出院评分

年龄（岁）	分值	收缩压（mmHg）	分值	心率（次 / 分）	分值	血肌酐（mg/dl）	分值	其他危险因素	分值
＜30	0	≤80	24	＜50	0	0～0.39	1	充血性心力衰竭病史	24
30—39	0	80～99	22	50～69	3	0.40～0.79	3	住院期间未行 PCI/CABG	14
40—49	18	100～119	18	70～89	9	0.80～1.19	5	心肌梗死既往史	12
50—59	36	120～139	14	90～109	14	1.20～1.59	7	ST 段压低	11
60—69	55	140～159	10	110～149	23	1.60～1.99	9	心肌损伤标志物升高	15
70—79	73	160～199	4	150～199	35	2.00～3.99	15		
80—89	91	≥200	0	≥200	43	≥4.0	20		
≥90	100								

表 3-5 STEMI 患者在院风险评估

危险级别	GRACE 评分	院内死亡风险（%）
低危	49–125	＜2
中危	126–154	2～5
高危	155–319	＞5

表 3-6 STEMI 患者出院风险评估

危险级别	GRACE 评分	出院 6 个月死亡风险（%）
低危	27～99	＜4.4
中危	100～127	4.5～11
高危	128～263	＞11

内开始坏死，坏死组织有可能进展为透壁性梗死，这是 STEMI 的典型特征。心脏血流受阻持续一定的时间，会触发缺血级联反应，受阻冠状动脉区域的心脏细胞发生不可逆性坏死。

心脏细胞发生坏死的机制比较复杂，主要有 3 种。①冠状动脉阻塞导致心内膜细胞缺血缺氧，厌氧糖酵解代偿性增加导致 H^+ 和乳酸积累，引发细胞酸中毒。②冠状动脉阻塞缺血、缺氧也会直接阻断有氧氧化，导致线粒体氧化磷酸化迅速停止，随即 ATP 合成大量减少，Na^+/K^+ ATP 酶被抑制，导致细胞内 K^+ 浓度下降，Na^+ 和 Cl^- 浓度升高，细胞外液内流，引发细胞肿胀。③缺血的心肌细胞、内皮细胞和活化的白细胞产生活性氧和自由基，诱导细胞膜过氧化损伤，膜通透性增加，最终肿胀的心肌细胞发生坏死凋亡[7]，肌钙蛋白大量释放。

心肌损伤也发生在再灌注过程中，主要是有毒物质的释放和无复流现象。再灌注进程中，有毒氧自由基的释放及电解质紊乱会导致心律失常的发生[8]。无复流是指在闭塞冠状动脉再通后，由于远端微血管阻塞而无法灌注部分心肌的现象，也会导致心肌损伤[9]。

4. 结果解读

症状和心电图能够明确诊断 STEMI 的患者不需要等待心脏标志物结果，应尽早给予再灌注及其他治疗。推荐急性期常规检测心脏标志物，首选 hs-cTnI，建议动态观察标志物的变化。如果患者先接受溶栓治疗，若 hs-cTnI 峰值提前至发病后 12h 内则提示溶栓成功[2]。

5. hs-cTn 检查意义

心肌梗死的预后差异很大，主要取决于受累心肌位置和范围及并发症。得益于早期治疗，心肌梗死的死亡率多年来有所降低。据调查，在美国，35—84 岁的人群中，男性心肌梗死年发病率为 7.1%，女性年发病率为 2.2%，5%～6% 的 STEMI 患者在出院前死亡，7%～18% 的 STEMI 患者在梗死发生 1 年内死亡[10]。STEMI 早期死亡的独立预测因子包括多个关键因素，即患者年龄、心力衰竭 Killip 分级、再灌注时间、心脏标志物，既往有无低血压、心脏停搏、心动过速、前壁心肌梗死、陈旧性心肌梗死、糖尿病、吸烟习惯、肾功能不全等[1]。

对 19 项队列研究的 Meta 分析表明，疑似急性冠状动脉综合征（ACS）的胸痛患者 hs-cTnI 水平低于 5ng/L，则 30 天内发生心肌梗死或心脏死亡的风险较低[11]。此外，在心肌梗死发生后 30 天内和 1 年内死亡的 STEMI 患者 hs-cTnT 峰值水平明显高于幸存者，且 hs-cTnT 峰值水平与患者的左心室射血分数成反比[12]。

接受 PCI 的 STEMI 患者入院时的 hs-cTnI 水平可预测患者住院时间和 1 年期发生心脏不良事件的风险[13]。多变量回归分析显示，无论基线临床风险如何，依据 hs-cTn 水平对 PCI 术后 STEMI 患者进行分层，只要入院时 hs-cTn 水平升高就会增加死亡率，预后相对较差[14]。至于远期预后，hs-cTnT 峰值与患者 3 年内的死亡风险增加独立相关[15]。因此，hs-cTn 对 STEMI 患者短期和长期预后均具有良好的预测价值。

【专家点评】

该病例介绍了 1 例中年男性患者，急性起病，临床表现为持续心肌缺血，心电图呈急性前壁心肌梗死改变，经绿色通道启动 PCI，冠脉造影证实为前降支血管病变，是经典急性 ST 段抬高型前壁心肌梗死病例；并按照胸痛中心院内标准流程及时完成了再血管化治疗，为患者争取到了良好的临床转归。随着国家"胸痛中心"救治网络建设的完善，"时间就是心肌、时间就是生命"的理论已深入人心，STEMI 作为是心血管内科常见的危急重症，尽早诊断、尽早启动抗血小板治疗、尽早接受再灌注治疗、尽早在时间窗内完成"罪犯血管"的血供重建、拯救梗死残存心肌是 STEMI 患者治疗的关键。该患者自身就诊延误长达 10 小时，除了保障院内 Door to Wire 时间外，还需加强社区健康教育，缩短 FMC 时间，减少院外就诊延误，以缩短总缺血时间，有助于改善心肌梗死的整体预后。

参考文献

[1] 中华医学会心血管病学分会，中华心血管病杂志编辑委员会，急性 ST 段抬高心肌梗死诊断和治疗指南 [J]. 中华心血管病杂志，2019, 47(10): 766-783.

[2] 颜红兵，向定成，等 . ST 段抬高型急性心肌梗死院前溶栓治疗中国专家共识 [J]. 中国医学前沿杂志：电子版，2018，10(4): 1-10

[3] Fox K.A., Dabbous OH, Goldberg RJ, et al. Prediction of risk of death and myocardial infarction in the six months after presentation with acute coronary syndrome: prospective multinational observational study (GRACE)[J]. BMJ,2006,333(7578):1091

[4] 马丽媛，王增武，樊静，胡盛寿 .《中国心血管健康与疾病报告 2022》要点解读 [J]. 中国全科医学，2023, 26(32): 3975-3994

[5] Li J, Li X, Wang Q, et al. ST-segment elevation myocardial infarction in China from 2001 to 2011 (the China PEACE-Retrospective Acute Myocardial Infarction Study): a retrospective analysis of hospital data[J]. *Lancet*. 2015; 385(9966): 441-451.

[6] Algranati D, Kassab GS, Lanir Y. Why is the subendocardium more vulnerable to ischemia? A new paradigm[J]. *Am J Physiol-Heart Circ Physiol*. 2011;300(3):H1090-H1100.

[7] Buja L.M. Myocardial ischemia and reperfusion injury[J]. *Cardiovasc Pathol*. 2005;14(4):170-175.

[8] Strauss HC, Yee R, Hill JA, Wenger TL. Mechanisms of Reperfusion Arrhythmias. In: Rosen MR, Palti Y, eds. Lethal Arrhythmias Resulting from Myocardial Ischemia and Infarction: Proceedings of the Second Rappaport Symposium. Developments in Cardiovascular Medicine. Springer US; 1989:55-73.

[9] Ramjane K, Han L, Jin C. The diagnosis and treatment of the no-reflow phenomenon in patients with myocardial infarction undergoing percutaneous coronary intervention[J]. *Exp Clin Cardiol*. 2008;13(3):121-128.

[10] O'Gara PT, Kushner FG, Ascheim DD, et al. 2013 ACCF/AHA Guideline for the Management of ST-Elevation Myocardial Infarction[J]. *Circulation*. 2013;127(4):e362-e425.

[11] Chapman AR, Lee KK, McAllister DA, et al. Association of High-Sensitivity Cardiac Troponin I Concentration With Cardiac Outcomes in Patients With Suspected Acute Coronary Syndrome[J]. *JAMA*. 2017;318(19):1913-1924.

[12] Khullar N, Buckley AJ, O'Connor C, et al. Peak troponin T in STEMI: a predictor of all-cause mortality and left ventricular function[J]. *Open Heart*. 2022;9(1):e001863.

[13] Cediel G, Rueda F, García C, et al. Prognostic Value of New-Generation Troponins in ST-Segment–Elevation Myocardial Infarction in the Modern Era: The RUTI-STEMI Study[J]. *J Am Heart Assoc*. 6(12):e007252.

[14] Wanamaker BL, Seth MM, Sukul D, et al. Relationship Between Troponin on Presentation and In-Hospital Mortality in Patients With ST-Segment–Elevation Myocardial Infarction Undergoing Primary Percutaneous Coronary Intervention. J Am Heart Assoc. 2019;8(19):e013551.

[15] Ndrepepa G, Kufner S, Hoyos M, et al. High-sensitivity cardiac troponin T and prognosis in patients with ST-segment elevation myocardial infarction[J]. *J Cardiol*. 2018;72(3):220-226.

二、高敏肌钙蛋白在非 ST 段抬高急性冠状动脉综合征患者中的应用

【疾病概述】

非 ST 段抬高急性冠状动脉综合征（non-st-segment elevation acute coronary syndrome，NSTE-ACS）是急性冠状动脉综合征中的一种，特点为心电图没有持续 ST 段抬高。进一步分型则需要根据高敏肌钙蛋白 0～1h/0～2h/0～3h 诊断流程结果进行判定，若结果为阳性，则诊断为非 ST 段抬高心肌梗死（non-st-segment elevation myocardial injury，NSTEMI），若判定结果为阴性，则诊断为不稳定型心绞痛（unstable agina，UA）。NSTEMI 常常因为心电图不明显、症状不典型延误诊断及再灌注治疗时机，耽误治疗的患者预后比 ST 段抬高心肌梗死更差。随着普通肌钙蛋白向高敏肌钙蛋白的发展，越来越多 NSTEMI 被及时诊断，所以临床医生正确应用 hs-cTn 快速诊断算法及时诊断 NSTEMI 至关重要。在此描述了三个病例为正确应用两种 hs-cTnI 诊断流程，鉴别诊断 NSTEMI 和 UA 的诊疗过程。

病例 1

1. 诊疗过程

(1) 一般情况：男性，80 岁。

(2) 主诉：胸痛 1 天。

(3) 现病史：患者就诊当日 06:00 突发出现胸前区闷痛不适，位于胸骨前区，伴出汗，持续半小时后症状逐渐好转。06:44 于急诊就诊高敏肌钙蛋白 I910ng/L ↑，心电图显示正常范围心电图。急诊以“冠心病 急性冠状动脉综合征”收入我科。起病以来，患者精神，食欲、睡眠一般，大小便如常，体力下降，体重无明显改变。

(4) 既往史：高血压半年余。

(5) 个人史：吸烟 30 余年，未戒烟。

(6) 入院查体：体温 36.5℃，脉搏 78 次 / 分，呼吸 19 次 / 分，血压 118/77mmHg。神志清楚，颈软，颈静脉无怒张；双肺呼吸音清晰，双肺未闻及干啰音、湿啰音；心界不大，律齐，各瓣膜听诊区未闻及杂音；腹平软，无压痛及反跳痛，肝脾肋下未触及；双下肢无水肿。生理反射存在，病理反射未引出。

(7) 初步诊断：①急性非 ST 段抬高心肌梗死 Killip I 级；②高血压。

(8) 诊疗思路：患者胸骨区闷痛不适，持续半小时左右缓解，既往高血压病史、长期吸烟史等高危因素，完善心电图检查（图 3–6）未见明显异常，hs-cTnI 明显升高（表 3–7），超过快速诊断流程中极高值，目前考虑诊断急性非 ST 段抬高心肌梗死，GRACE 评分 164 分，属于高危患者，拟 24h 内行冠状动脉造影明确病变血管，根据术中情况制订进一步治疗方案。暂继续动态监测心电图，观察病情变化，完善超声心动图评估心功能情况。

患者超声心动图检查结果见图 3–7。继续完善冠状动脉造影检查（图 3–8）提示前降支近段 80%，第一对角支 75%，右冠状动脉中段 40%，回旋支远段 30%。于前降支植入 1 枚支架。

(9) 最终诊断：①急性非 ST 段抬高心肌梗死 Killip Ⅰ级；②高血压。

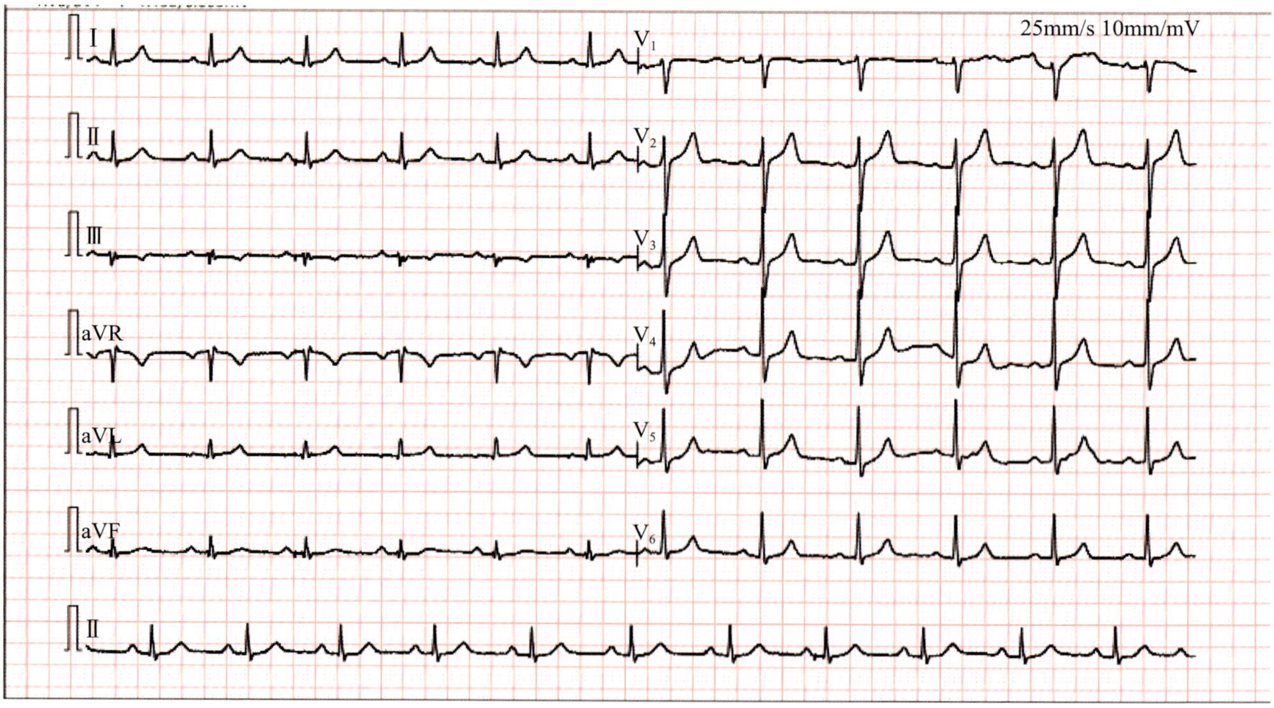

▲ 图 3–6　入院心电图

正常范围心电图

表 3-7　实验室检查异常结果

项　目	指　标	结　果	参考范围	结果标识
心脏标志物检测	高敏肌钙蛋白 I（hs-cTnI）	910ng/L	• 女<15.3ng/L • 男<31.3ng/L • 总体<24.2ng/L	↑

心脏 M 型和二维切面测量（cm）							
主动脉瓣环	2.3	升主动脉	3.5	主动脉瓣口	1.8	左心室流出道	2.0
主肺动脉	2.4	右肺动脉	1.4	左肺动脉	1.5	右心室流出道	2.5
左心房前后径	4.0	左心室	5.0/3.5	右心房	3.7	右心室	3.9
室间隔（D）	1.3	室间隔（S）	1.6	左心室后壁（D）	1.1	左心室后壁（S）	1.4
二尖瓣开口	2.2cm			二尖瓣面积	cm^2		
心功能测量		左心室短轴缩短率		28%		左心室射血分数	56%

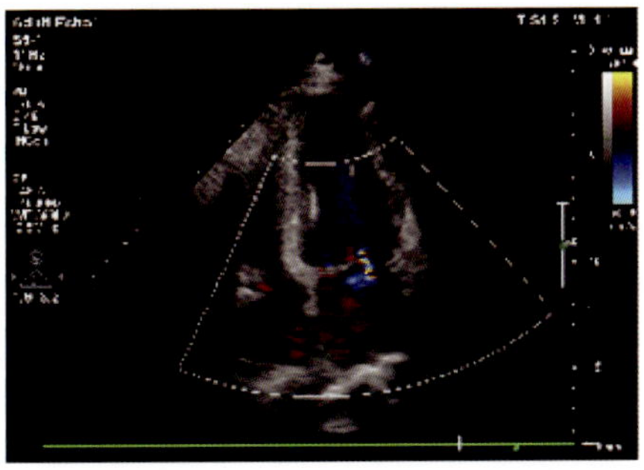

▲ 图 3-7　超声心动图：左心房扩大，升主动脉稍宽，室间隔增厚，左心室舒张功能减退

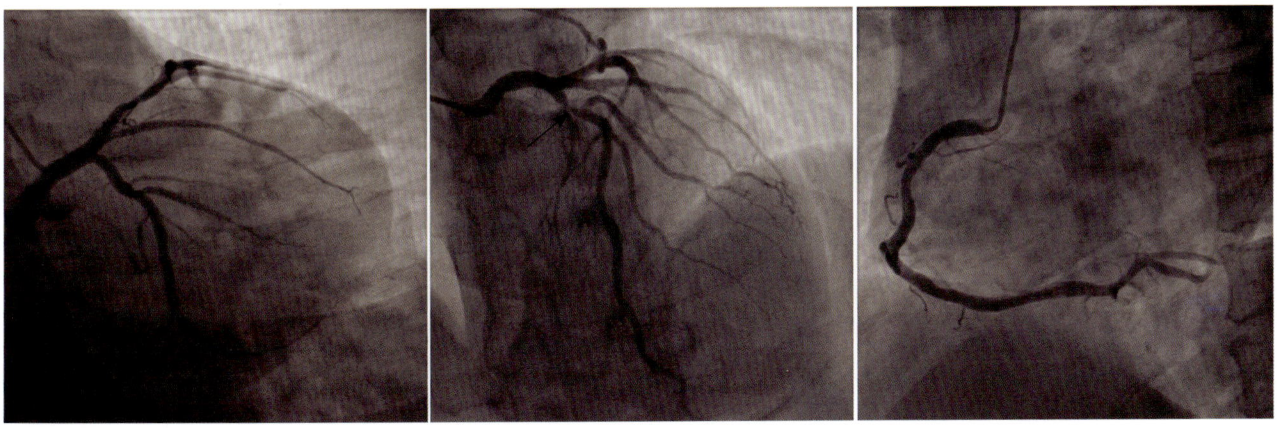

造影所见：造影分布：右优势型

病变部位	狭窄程度（%）	描述
前降支近段	80	
第一对角支 a	75	
右冠状动脉中段	40	
回旋支远段	30	

▲ 图 3-8　冠状动脉造影提示前降支重度狭窄

2. 病例分析

该患者就诊时，胸痛为主要症状，查体无阳性体征，完善检验结果提示高敏肌钙蛋白 I 升高，并超过快速诊断流程中极高值，其他实验结果无异常，心电图未见明显 ST 抬高，高度怀疑急性非 ST 抬高心肌梗死可能，GRACE 评分提示高危患者，收治入院予双联抗血小板聚集、降脂、降压等对症治疗，于 24h 内完善冠状动脉造影提示前降支重度狭窄，行支架植入治疗，明确诊断为急性非 ST 抬高心肌梗死（图 3–9）。

病例 2

1. 诊疗过程

(1) 一般情况：男性，71 岁。

(2) 主诉：阵发性胸闷 1 周，突发胸痛 5h。

(3) 现病史：患者 1 周前连续 2 天于凌晨 02:00 胸闷发作，为左侧胸部压榨感，可伴右侧手臂不适，伴冷汗，1～2min 缓解，2 天前约 18:00 休息时发作 1 次胸闷，性质同前，当日早晨于我院门诊就诊，查心电图提示“窦性心律，完全性右束支传导阻滞”，建议住院未考虑，于 19:00 再发胸痛不适，程度较前剧烈，伴冷汗，1～2min 最严重，随后逐渐缓解，前后持续约 1h，19:30 抵达我院急诊，查心电图较前无明显改变，床旁超声心动图提示“二尖瓣轻度反流，室壁运动协调，收缩幅度正常”，心脏标志物检查 hs-cTnI 4.2ng/L，21:39 复查 hs-cTnI 25.5ng/L，进一步完善冠状动脉 CTA 提示前降支近中段中重度狭窄，回旋支管腔中至重度狭窄，右冠状动脉近中段中至重度狭窄，考虑诊断非 ST 抬高急性冠状动脉综合征，予阿司匹林、氢氯吡格雷抗血小板聚集、他汀类降脂药稳定斑块等治疗，起病以来，神志清，精神、饮食可，睡眠足，二便正常，近期体重未见明显变化。

(4) 既往史：否认高血压、糖尿病、冠心病病史。否认肝炎、结核等传染病史，否认外伤、输血史，否认食物、药物过敏史。预防接种史不详。

(5) 个人史：否认吸烟、饮酒史。

(6) 家族史：父亲冠心病，已身故，去世年

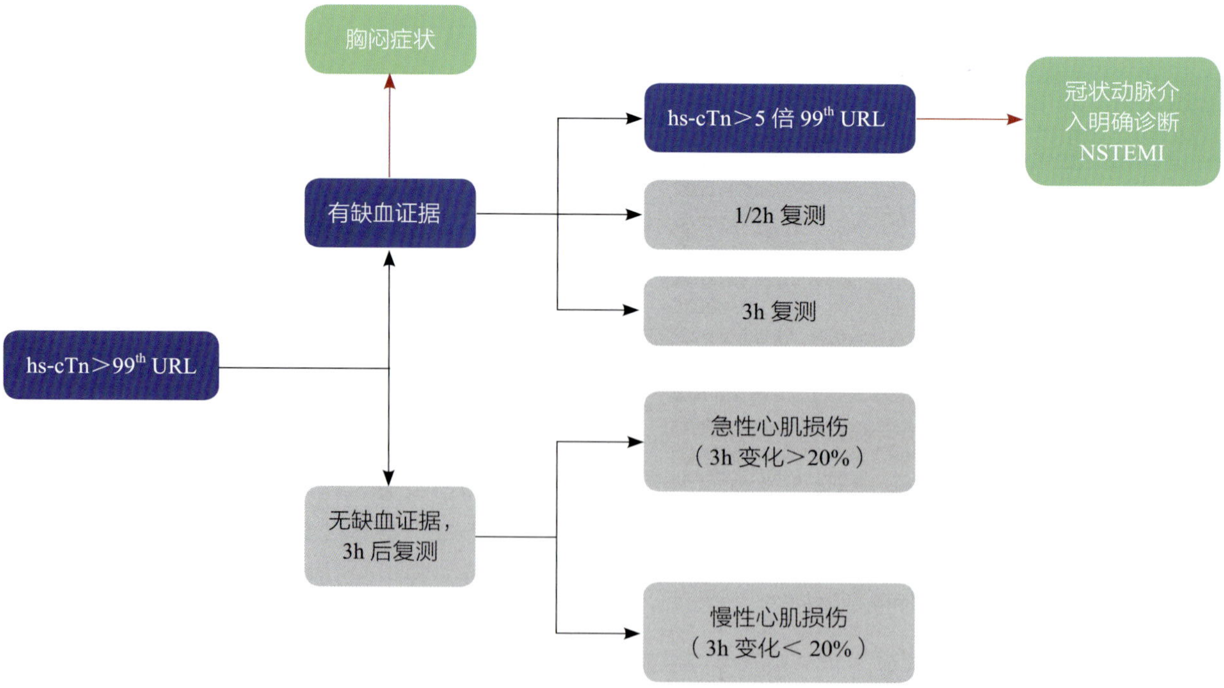

▲ 图 3–9　运用肌钙蛋白进行疾病诊断的思维导图

URL. 参考上限；NSTEMI. 非 ST 抬高心肌梗死

龄>55 岁，弟弟 50 余岁时诊断冠心病，行支架植入术。

(7) 入院查体：体温 36.5℃，脉搏 85 次 / 分，呼吸 19 次 / 分，血压 179/102mmHg。双侧呼吸运动未见异常，呼吸规整，双肺呼吸音清晰，双侧肺未闻及干、湿啰音，无胸膜摩擦音；心前区无隆起、凹陷，心率正常，律齐，各瓣膜听诊区未闻及病理性杂音，未闻及心包摩擦音；腹平坦，腹部柔软，无液波震颤，无振水音，无压痛、反跳痛；肝脾脏肋下未触及，移动性浊音阴性；双下肢轻度水肿。

(8) 初步诊断：非 ST 段抬高急性冠状动脉综合征。

(9) 实验室检查结果（表 3–8）。

(10) 影像学检查（图 3–10）。

(11) 诊疗思路：患者反复发作胸痛入院，胸痛时间< 3h，完善心电图未见明显异常，入院即刻高敏肌钙蛋白 I 4.2ng/L，不能直接纳入和排除，予留观监测病情，同步完善超声心动图进行评估也未见异常。2h 后进行 hs–cTn I 复测结果 25.5ng/L，2h 变化值> 15ng/L，根据 hs-cTnI 0～2h 快速诊断流程，考虑诊断急性非 ST 段抬高心肌梗死，建议

表 3–8　实验室检查结果

项　目	指　标	结　果	参考范围	结果标识
心脏标志物检测	0h 高敏肌钙蛋白 I（hs-cTnI）	4.2ng/L	• 女<15.6ng/L • 男<34.2ng/L • 总体<26.2ng/L	—
	2h 高敏肌钙蛋白 I（hs-cTnI）	25.5ng/L	• 女性<15.6ng/L • 男性<34.2ng/L • 总体<26.2ng/L	

附：雅培 0~2h 快速诊断流程参考值

时间	极低水平界值	低水平界值	变化排除界值	高水平界值	变化纳入界值
hs-cTnI	<4ng/L	<6ng/L	<2ng/L	≥64ng/L	≥15ng/L

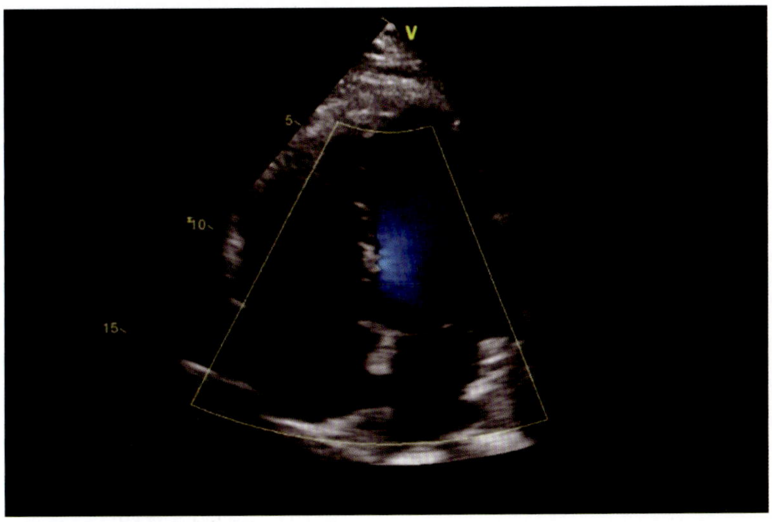

▲ 图 3–10　超声心动图：二尖瓣轻度反流，室壁运动协调，收缩幅度正常

收治入院。患者表示该检验结果在检查单上均无升高表现，要求回家。建议患者进一步完善冠状动脉 CTA 评估血管情况，明确病情。

患者冠状动脉 CTA（图 3-11）检查后提示三支主要冠状动脉均有中至重度狭窄，予以收治入院，待 3h 后复测 hs-cTnI。实验室检查异常指标（表 3-9）。

患者入院后复查 hs-cTnI 结果已明显升高，且超过高值，结合患者症状，家族心脏病病史，考虑诊断急性非 ST 段抬高心肌梗死，Grace 评分 115 分，拟 24h 内行冠状动脉造影，根据术中情况拟定下一步治疗方案。

患者冠状动脉造影检查（图 3-12）显示，左主干未见明显狭窄，前降支近段斑块浸润狭窄约

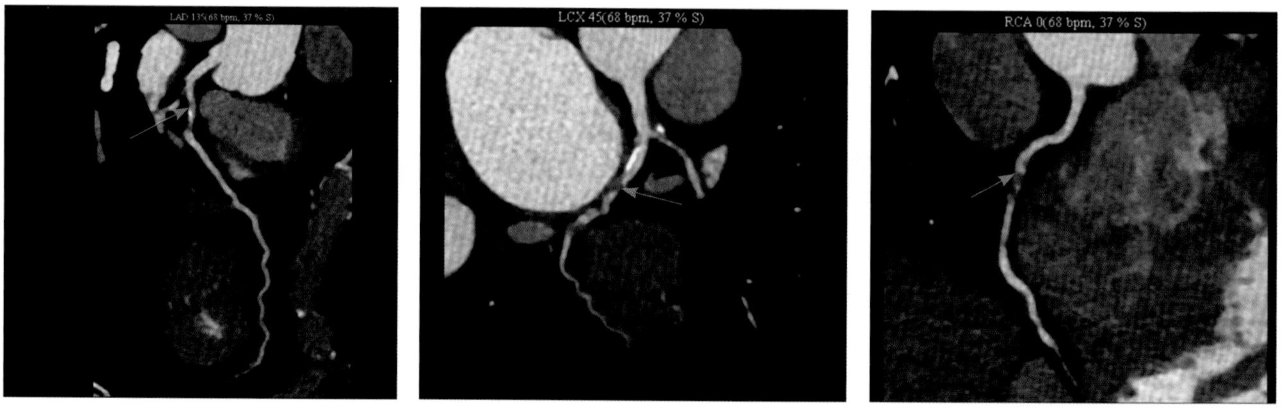

▲ 图 3-11　冠状动脉 **CTA** 前降支近中段中至重度狭窄，回旋支管腔中至重度狭窄，右冠状动脉近中段中至重度狭窄

表 3-9　实验室检查结果

项　目	指　标	结　果	参考范围	结果标识
心脏标志物检测	高敏肌钙蛋白 I（hs-cTnI）	75ng/L	• 女＜15.6ng/L • 男＜34.2ng/L • 总体＜26.2ng/L	↑

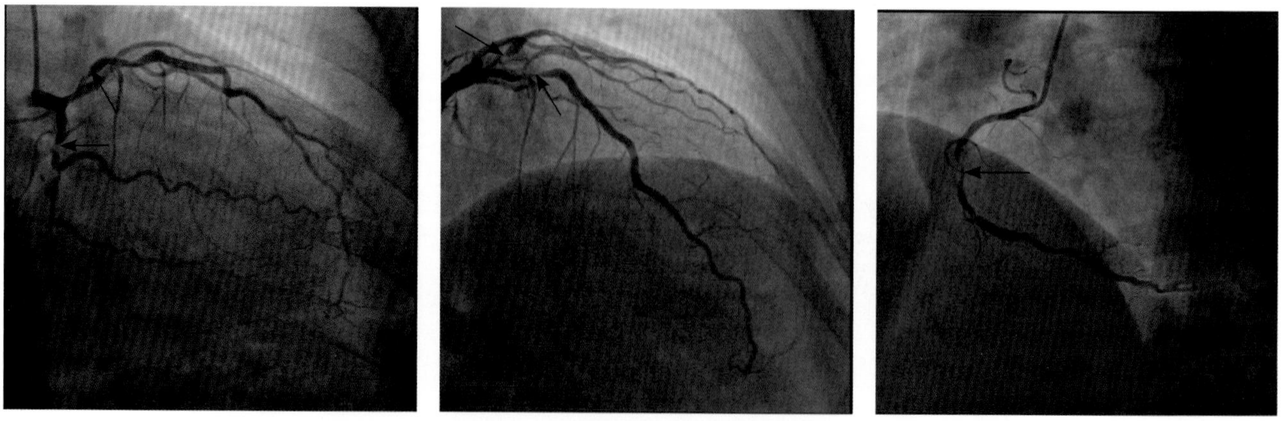

▲ 图 3-12　冠状动脉造影：左主干未见明显狭窄，前降支近段斑块浸润狭窄约 **85%**，回旋支近段弥漫性斑块浸润狭窄约 **95%**、远段次全闭塞狭窄约 **99%**，右冠中段斑块浸润狭窄约 **95%**，后降支斑块浸润狭窄约 **75%**

85%，回旋支近段弥漫性斑块浸润狭窄约 95%、远段次全闭塞狭窄约 99%，右冠中段斑块浸润狭窄约 95%，后降支斑块浸润狭窄约 75%，分次于病变血管处植入支架治疗。

(12) 最终诊断：急性非 ST 段抬高心肌梗死 Killip Ⅰ级。

2. 病例分析

患者因反复发作胸痛，突发加重于急诊就诊，入院查高敏肌钙蛋白 I 未升高，心电图未见明显 ST 段抬高改变，结合患者年纪、冠心病家族史，不能除外非 ST 段抬高急性冠状动脉综合征可能，嘱患者继续观察，2h 后复查心脏标志物，期间同步完善超声心动图检查未见异常。2h 后复测高敏肌钙蛋白 I 仍低于 99th URL，但前后变化值符合 0～2h 诊疗流程绝对变化值（表 3-8），可作为纳入 NSTEMI 诊断条件，考虑诊断非 ST 段抬高心肌梗死，予完善冠状动脉 CTA 提示前降支、回旋支、右冠状动脉均存在重度狭窄，收治入院，择期行冠状动脉造影检查结果与冠状动脉 CTA 结果一致，予行支架植入治疗，术后病情平稳，予以出院（图 3-13）。

病例 3

1. 诊疗过程

(1) 一般情况：男性，39 岁。

(2) 主诉：阵发性胸痛 4 个月，再发加重 1 天。

(3) 现病史：患者 4 个月前因睡眠不佳后出现胸痛，表现为心前区闷痛，伴咽部不适，伴心悸、气短，无大汗，略感头晕，偶有视物不清，无黑矇、晕厥，与活动无明显关系，1h 后可缓解；次日患者晨起后突发胸部闷痛，性质同前相似，程度较前加重，向后背部放射，伴咽部不适、大汗，疼痛持续不缓解，于我院急诊就诊，诊断“急性非 ST 段抬高心肌梗死”，行冠状动脉造影 + 支架植入术，提示“左前降支高位第一对角支近端 90% 狭窄，血流 TIMI 3 级；左回旋支近端闭塞。血流 TIMI 0 级，右冠状动脉弥漫性 10%～20% 狭窄，血流 TIMI 3 级”，于“第一对角支、回旋支”各植入 1 枚支架，术后规律双联

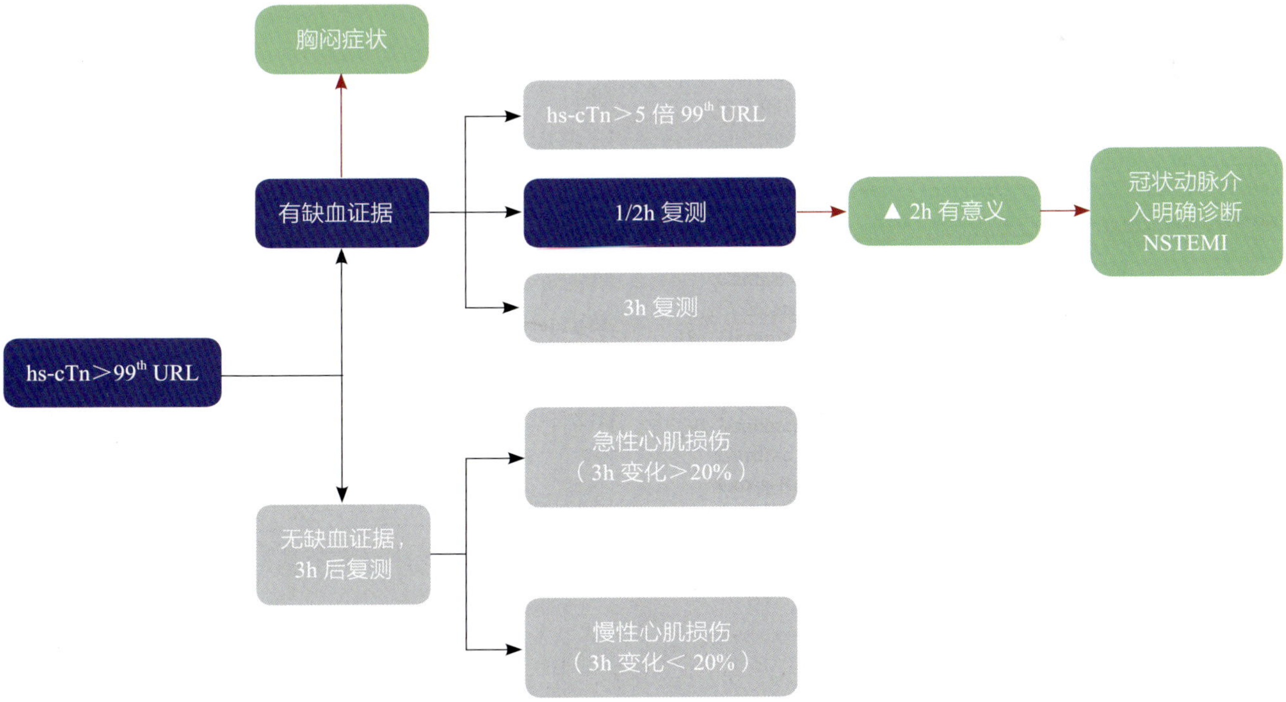

▲ 图 3-13　运用肌钙蛋白进行疾病诊断的思维导图

URL. 参考上限；NSTEMI. 非 ST 段抬高心肌梗死

抗血小板聚集、他汀类降脂治疗，未再发作胸痛不适；就诊当日晨起患者轻微活动后即出现胸痛不适，伴颈项部不适，休息 5min 后缓解，症状反复发作，于我院就诊，拟“冠状动脉粥样硬化性心脏病”收入我科。患者起病以来，饮食一般，睡眠较差，二便正常，体重无明显下降。

(4) 既往史：否认高血压、糖尿病病史。否认肝炎、结核等传染病史，否认外伤、输血史，否认食物、药物过敏史。预防接种史不详。

(5) 个人史：吸烟史 20 余年，平均每日约 20 支，未戒烟。饮酒 20 余年，1～2 次 / 周，每次啤酒 3～5 瓶，未戒酒。

(6) 入院查体：体温 36.6℃，脉搏 76 次 / 分，呼吸 12 次 / 分，血压 128/84mmHg。全身皮肤黏膜无苍白、黄染；甲状腺未触及肿大；双肺呼吸音清，心律齐，心界不大，各瓣膜区未闻及病理性杂音；腹平软，无压痛反跳痛，未触及腹部包块，肠鸣音正常；双侧病理征阴性，双下肢无水肿。

(7) 初步诊断：急性冠状动脉综合征 陈旧性心肌梗死 心功能 Ⅰ 级（NYHA 分级）。

(8) 诊疗思路：患者 4 个月前因“急性心肌梗死”就诊我院，此次因“活动后胸痛”前来就诊，术后仍继续吸烟，不能除外再次发作心肌梗死可能，考虑诊断急性冠状动脉综合征，收治入院，入院后完善心脏标志物检测，进一步明确病情。实验室检查异常指标（表 3-10）及入院心电图结果（图 3-14）。超声心动图检查结果（图 3-15）。

表 3-10 实验室检查结果

项 目	指 标	结 果	参考范围	结果标识
心脏标志物检测	高敏肌钙蛋白 I（hs-cTnI）	25ng/L	• 女＜15.6ng/L • 男＜34.2ng/L • 总＜26.2ng/L	—

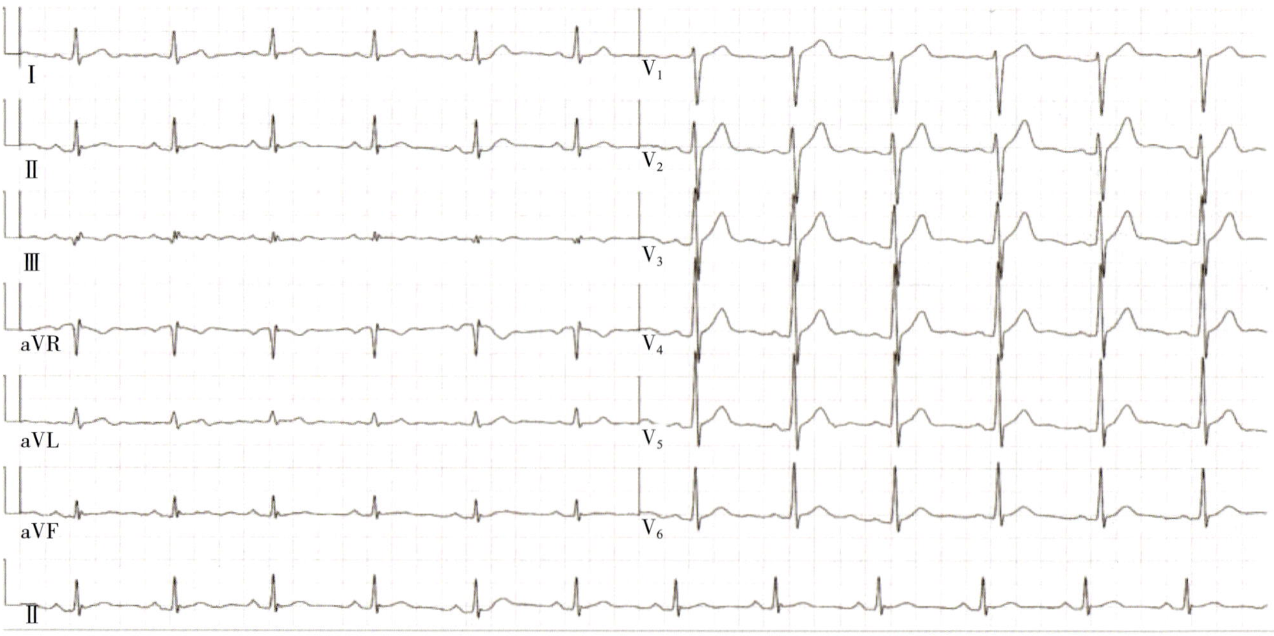

▲ 图 3-14 入院心电图

正常范围心电图

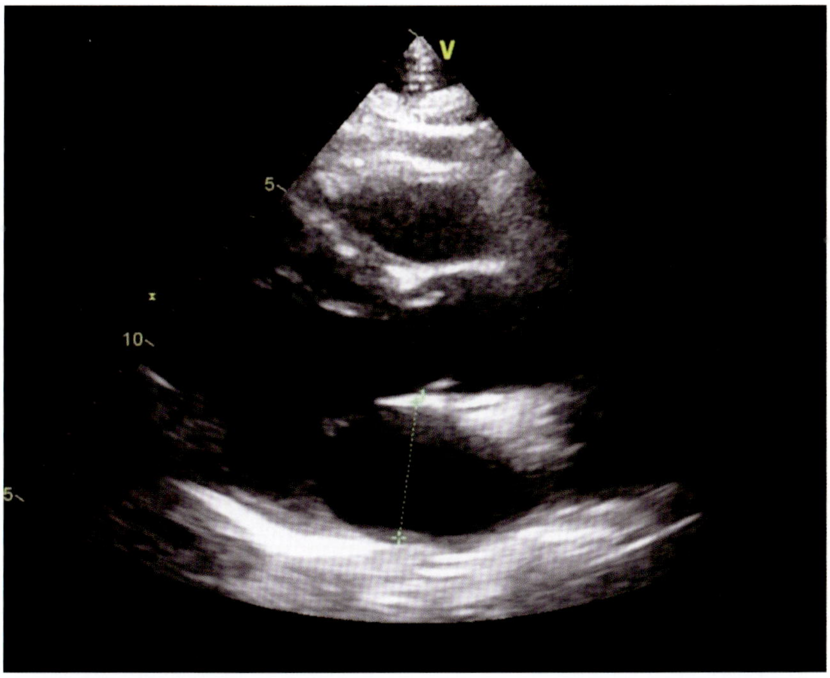

◀ 图 3-15　超声心动图：支架术后，左室下后壁基底段运动欠协调，余左室壁运动尚可。左室舒张、收缩功能可

患者入院后休息状态下无持续性胸痛表现，完善高敏肌钙蛋白 I 未见明显升高，超声心动图可见左心室下后壁基底段运动欠协调，患者上次心肌梗死病变血管涉及回旋支，故考虑陈旧性心肌梗死遗留病变，心电图未见明显异常，考虑不稳定型心绞痛可能性大，拟复测高敏肌钙蛋白 I 明确诊断（表 3-11）。

患者复测高敏肌钙蛋白 I 结果仍未升高，且无明显变化，考虑诊断不稳定型心绞痛，拟择期冠状动脉造影，根据术中情况拟定下一步治疗方案。

冠状动脉造影影像学结果（图 3-16）。于右冠状动脉远段狭窄处植入 1 枚支架。

(9) 最终诊断：不稳定型心绞痛、陈旧性心肌梗死和心功能 I 级（NYHA 分级）。

2. 病例分析

患者因“阵发性胸痛 4 个月，再发加重 1 天”入院，既往陈旧性心肌梗死病史，有长期吸烟史高危因素，查体未见阳性体征，结合患者心肌梗死病史、长期吸烟高危因素，考虑诊断冠心病急性冠状动脉综合征可能，予收治入院，完善高敏肌钙蛋白未升高，心电图未见异常，间隔 2h、3h 复查高敏肌钙蛋白仍未达到 NSTEMI 快诊流程诊断标准，GRACE 评分提示低危。进一步行冠状动脉造影检查提示右冠状动脉远段血管严重狭窄，于狭窄处置入支架 1 枚，明确诊断不稳定型心绞痛，后病情好转出院。出院后 1 个月随访期间未再出现胸闷、胸痛不适（图 3-17）。

【知识拓展】

NSTE-ACS 是由于动脉粥样硬化斑块破裂或糜烂，伴有不同程度的表面血栓形成、血管痉挛及远端血管栓塞所导致的一组临床症状，合称为非 ST 段抬高急性冠状动脉综合征。NSTE-ACS 的临床表现种类繁多，患者通常描述为胸闷、胸部压迫感、紧缩感和烧灼感。其病理机制主要是心肌细胞坏死（NSTEMI）或心肌缺血尚无细胞损伤（UA）。在疑似 NSTE-ACS 的患者中，使用高敏感肌钙蛋白（hs-cTn）代替传统肌钙蛋白（cTn）检测方法，极大地提高了心肌梗死的检出率（绝对检出率增加为 4%，相对检出率增加约 20%），并且增加了患者获得正确治疗的机会。

1. 临床诊疗

2016 年中华医学会发布《非 ST 段抬高急

表 3-11 实验室检查结果

项目	指标	结果	参考范围	结果标识
心脏标志物检测	2h 高敏肌钙蛋白 I（hs-cTnI）	28ng/L	• 女＜15.6ng/L • 男＜34.2ng/L • 总体＜26.2ng/L	—
	3h 高敏肌钙蛋白 I（hs-cTnI）	27ng/L	• 女＜15.6ng/L • 男＜34.2ng/L • 总体＜26.2ng/L	—

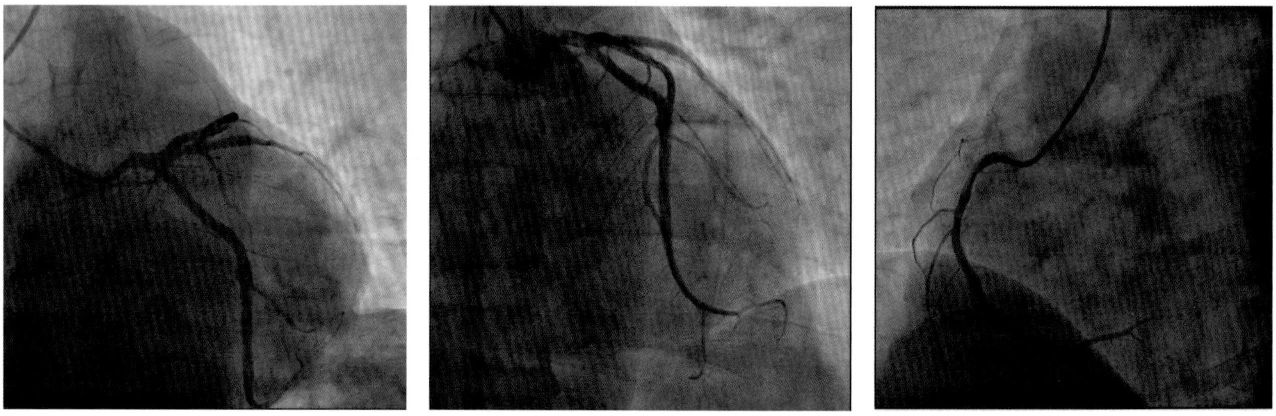

▲ 图 3-16 冠状动脉造影结果

左主干正常，左前降支弥漫性 10%～20% 狭窄，高位第一对角支原支架贴壁良好，血流 TIMI 3 级，左回旋支原支架贴壁良好，血流 TIMI3 级，右冠状动脉近段弥漫性 10%～20% 狭窄，远段后三叉部位局限性狭窄 99%，血流 TIMI 3 级

性冠状动脉综合征诊断和治疗指南》及 2023 年 ESC 发布 *Guidelines for the management of acute coronary syndromes* 均表示不稳定型心绞痛与 NSTEMI 其发病机制和临床表现上相似，但严重程度有所不同。其主要区别在于是否有严重缺血导致心肌损伤，并且可以定量检测到心脏标志物[1, 2]。因此，建议所有疑似 NSTE-ACS 的患者都要进行心脏标志物测定，首选 hs-cTn。相比肌酸激酶、肌酸激酶同工酶和肌红蛋白，肌钙蛋白是更敏感和更特异的心脏标志物。推荐使用 0～1h/0～2h/0～3h 快速诊断算法来明确诊断 NSTEMI 和 UA。同时，建议使用确定的风险评分模型来进行预后评估[1]。常用的评分模型包括 GRACE 评分和 TIMI 风险评分，TIMI 风险评分简单易使用，但其识别准确度不如 GRACE 评分（表 3-12 至表 3-15）和 GRACE 2.0 评分计算器（图 3-18）。GRACE 风险评分可以提供入院和出院最准确的风险评估。其中包括年龄、收缩压、脉率、血清肌酐、就诊时的 Killip 分级、入院时心脏停搏、心脏标志物升高和 ST 段变化等参数。在 GRACE 评分基础上，GRACE2.0 评分可直接评估住院、6 个月、1 年和 3 年的病死率，同时还能提供 1 年死亡或心肌梗死联合风险。

2020 年 ESC 发布的 *Guidelines for the management of acute coronary syndromes in patients presenting without persistent ST-segment elevation* 及 2016 年中华医学会发布的《中国经皮冠状动脉

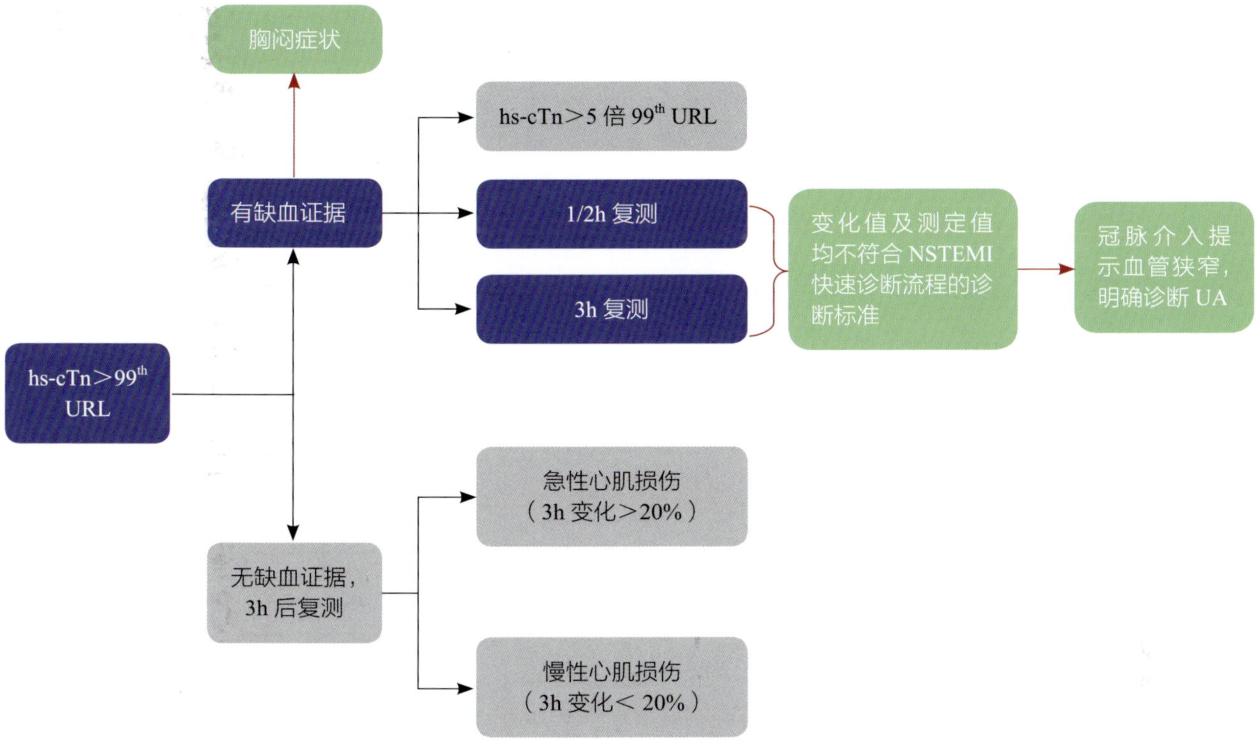

▲ 图 3-17　运用肌钙蛋白进行疾病诊断的思维导图

URL. 参考上限；NSTEMI. 非 ST 段抬高心肌梗死；UA. 不稳定型心绞痛

表 3-12　GRACE 入院评分

年龄（岁）	分值	收缩压（mmHg）	分值	心率（次 / 分）	分值	血肌酐（mg/dl）	分值	Killip 分级	分值	其他危险因素	分值
＜ 30	0	≤ 80	58	≤ 50	0	0～0.39	1	Ⅰ	0	院前心搏骤停	39
3039	8	80～99	53	50～69	3	0.40～0.79	4	Ⅱ	20	ST 段偏移	28
40—49	25	100～119	43	70～89	9	0.80～1.19	7	Ⅲ	39	心肌标志物升高	14
50—59	41	120～139	34	90～109	15	1.20～1.59	10	Ⅳ	59		
60—69	58	140～159	24	110～149	24	1.60～1.99	13				
70—79	75	160～199	10	150～199	38	2.00～3.99	21				
80—89	91	≥ 200	0	≥ 200	46	≥ 4.0	28				
≥ 90	100										

表 3-13　NSTE-ACS 患者在院风险评估

危险级别	GRACE 评分	院内死亡风险（%）
低危	≤ 108	＜ 1
中危	109～140	1～3
高危	＞ 140	＞ 3

表 3-14 GRACE 出院评分

年龄（岁）	分值	收缩压（mmHg）	分值	心率（次 / 分）	分值	血肌酐（mg/dl）	分值	其他危险因素	分值
＜ 30	0	＜ 80	24	＜ 50	0	0～0.39	1	充血性心力衰竭病史	24
30—39	0	80～99	22	50～69	3	0.40～0.79	3	住院期间未行 PCI/CABG	14
40—49	18	100～119	18	70～89	9	0.80～1.19	5	心肌梗死既往史	12
50—59	36	120～139	14	90～109	14	1.20～1.59	7	ST 段压低	11
60—69	55	140～159	10	110～149	23	1.60～1.99	9	心肌损伤标志物升高	15
70—79	73	160～199	4	150～199	35	2.00～3.99	15		
80—89	91	≥200	0	≥200	43	≥4.0	20		
≥90	100								

表 3-15 NSTE-ACS 患者出院风险评估

危险级别	GRACE 评分	出院后 6 个月死亡风险（%）
低危	≤ 88	＜ 8
中危	89～118	3～8
高危	＞ 118	＞ 8

介入治疗指南》中均建议在治疗时需要将 NSTE-ACS 患者根据危险程度分为极高危、高危、中危和低危组，对不同危险分层的患者需要选择不同的介入策略（图 3-19）。对表现为血流动力学不稳定或心源性休克、持续胸痛、急性心力衰竭、有危及生命的心律失常或心脏停搏、合并机械并发症、反复出现提示缺血的心电图变化及 ST-T 改变等符合极高危标准的患者应选择 2h 内紧急介入性治疗策略；对经 0～1h/0～2h/0～3h 快速诊断算法明确诊断 NSTEMI、GRACE 评分＞140 分、短暂出现 ST 段抬高、ST 段或 T 波的动态改变等符合高危标准者应选择 24h 早期介入性治疗策略；对中危（临床高度怀疑不稳定型心绞痛但无高危风险患者）可择期进行介入性治疗策略；对低危（临床低程度怀疑不稳定型心绞痛）患者建议先行无创方法进行缺血评估后综合考虑是否行选择性介入策略[3,4]。

2. 流行病学

近年来 NSTE-ACS 发病率显著升高。1997—2005 年，STEMI 年发病率由 121/10 万下降至 77/10 万，而 NSTEMI 年发病率由 126/10 万升高至 132/10 万[5]。目前有超过 70% 的 ACS 患者被诊断为 NSTE-ACS，60%～70% 的心肌梗死住院患者被诊断为 NSTEMI，其中 2/3 的 NSTEMI 患者是男性[6]。此外，在过去数十年中，随着更严格的风险因素控制、心肌梗死定义的不断演变、高敏肌钙蛋白的广泛应用和再灌注策略的实施，UA 的流行病学和患者预后已经发生改变，NSTE-ACS 患者被诊断为 UA 的比例逐渐减少，目前仅有不到 10% 的 ACS 患者被诊断为 UA[7]。

3. 心肌损伤机制

ACS 主要病理基础是动脉粥样硬化不稳定斑块破裂或糜烂导致冠状动脉内急性血栓形成，进一步阻塞血管导致心肌供氧需氧失衡。根据心电

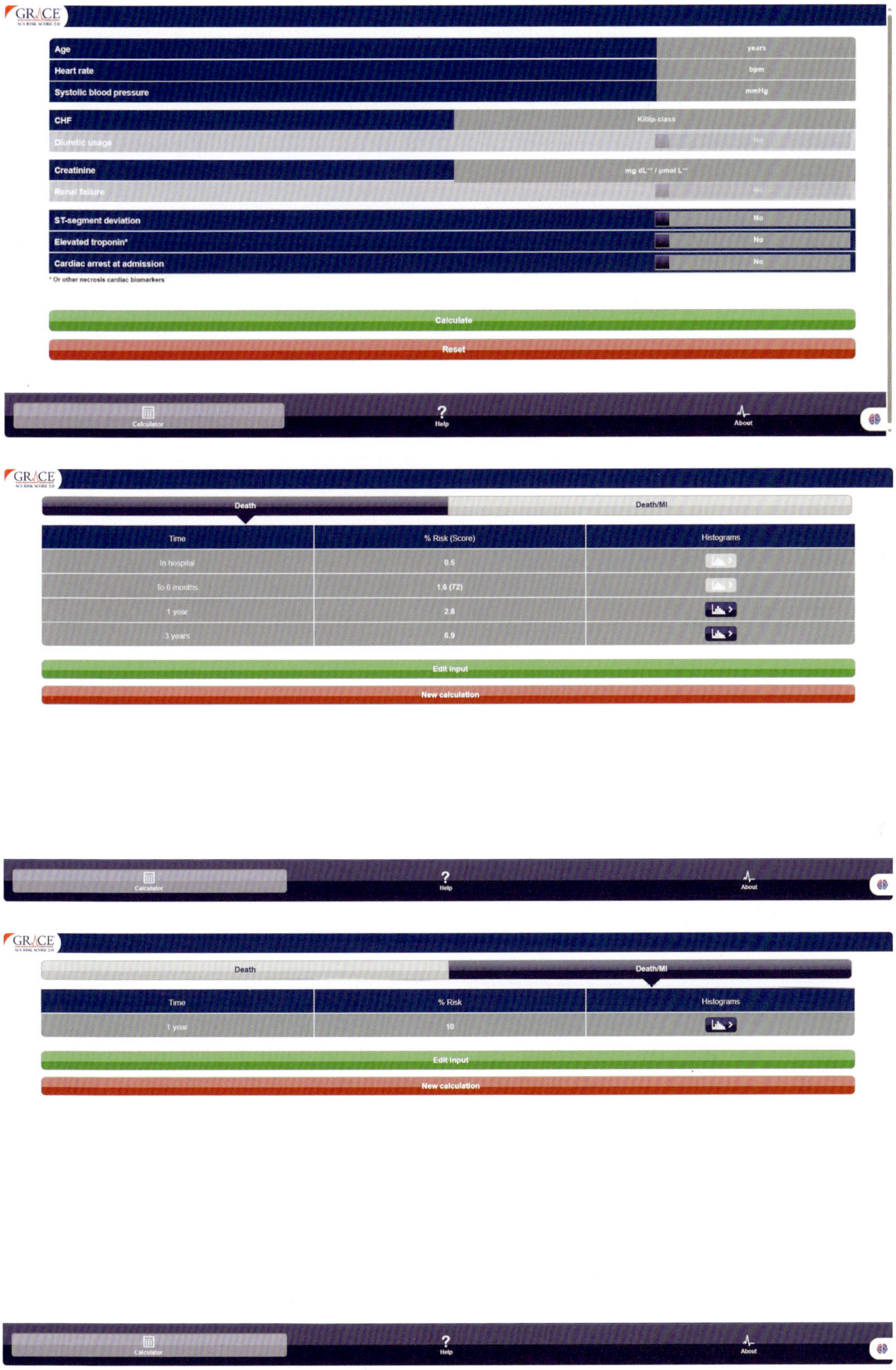

▲ 图 3-18　GRACE2.0 评分系统

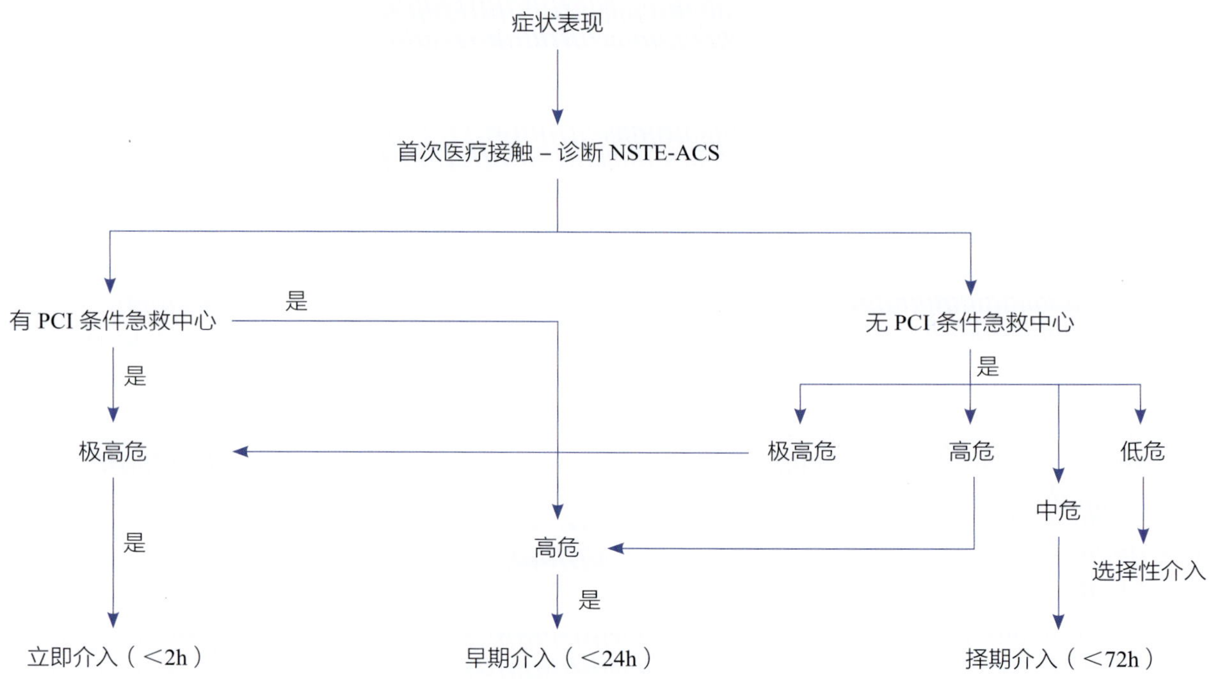

▲ 图 3-19 NSTE-ACS 患者根据危险分层制订治疗策略和时机

PCI. 经皮冠状动脉介入术；NSTE–ACS. 非 ST 段抬高急性冠状动脉综合征

图是否出现特征性 ST 段持续抬高而分为 STEMI 和 NSTE-ACS，NSTE-ACS 心电图上典型表现为 ST 段压低或 T 波改变。根据是否发生心肌损伤将 NSTE-ACS 分为 NSTEMI 和 UA，两者治疗方法几乎相同，主要区别在于心肌缺血是否严重到对心肌细胞造成损害进而释放 cTn[8, 9]。如果短时间内血栓自发溶解，前向血流恢复，没有 cTn 水平升高和相应心电图持续改变，则归类为 UA。如果持续缺血缺氧导致心肌损伤，cTn 释放，则归类为 NSTEMI[10]。

4. 结果解读

对于疑似 NSTE-ACS 患者，根据指南建议，进行 0～1h/0～2h/0～3h 的快速诊断算法进行诊断（图 3–20）。如果患者就诊时胸痛时间超过 3h，hs-cTn 浓度低于极低值，那么可以直接排除心肌梗死，进行筛查试验。相反，如果 hs-cTn 浓度超过极高值，则诊断为心肌梗死并收治入院，并根据危险程度选择合适的再灌注治疗方式。对于 hs-cTn 浓度在极低值与极高值之间的患者，将被安置在留观区，并在 1h 或 2h 后再次测量 hs-cTn 浓度，如果 1h 或 2h 变化值满足纳入标准，则考虑诊断心肌梗死收治入院，若 1～2h 变化值满足排除标准，则排除心肌梗死，进一步完善心脏负荷试验等检查。若患者既不满足纳入标准，也不满足排除标准，但临床医生仍高度怀疑存在心肌梗死时，则需 3h 时再次复查 hs-cTn，以进一步明确诊断[4]。

5. cTn 的检查意义

cTn 基线水平和峰值水平都是 NSTEMI 患者预后的预测因子。在排除其他风险因素后，入院时 cTnI 基线水平升高的 NSTEMI 患者 3 年死亡风险最高升高 1 倍[11]，cTnI 峰值水平高的 NSTEMI 患者 1 年随访期内发生主要终点事件的概率也更高，且 cTnI 峰值每增加 10ng/L，发生主要终点事件的相对风险增加 11%[12]。此外，cTn 也是 UA 患者早期风险和未来发生心血管事件的独立预测因子[13]。hs-cTnT 水平正常且被诊断为 UA 的患者，随着 hs-cTnT 水平升高（不高于 99th ULN），其 1 年期的死亡率也增加[14]。

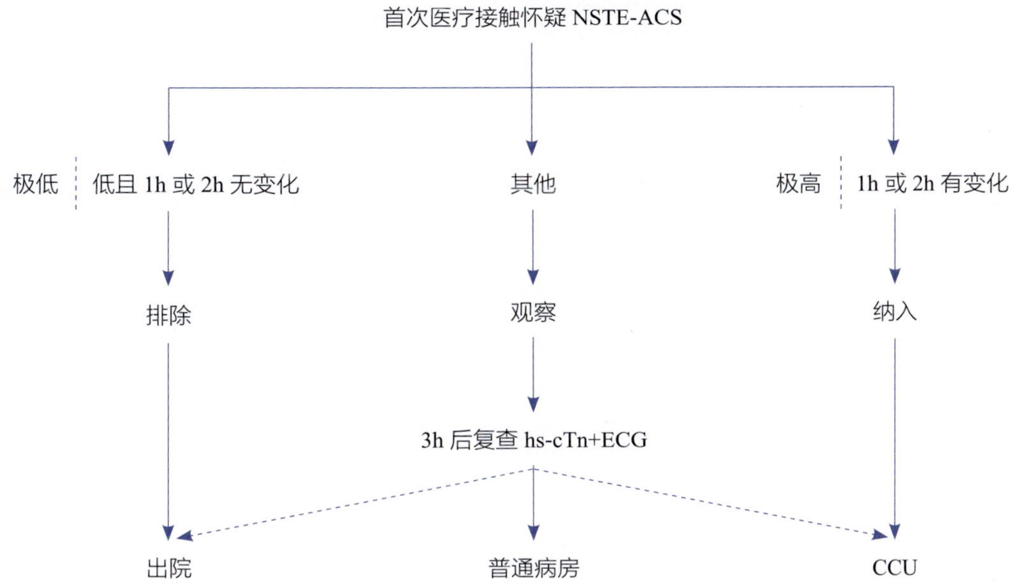

▲ **图 3-20　NSTEMI 0～1h 及 0～2h 快速诊断流程图**

CCU. 冠心病监护病房；hs-cTn. 高敏肌钙蛋白；ECG. 心电图；NSTE-ACS. 非 ST 段抬高急性冠状动脉综合征

【专家点评】

上述三例病例充分展示了高敏肌钙蛋白 0～2h/0～3h 诊断流程在复杂 NSTE-ACS 病例早期诊断中的应用价值，其在快速分流急诊疑似 ACS 患者起到重要作用。随着对 ACS 认识的加深，根据心脏标志物测定结果分为 NSTEMI 和 UA，基于相同的病理生理机制，两者被认为是心肌梗死的不同阶段，应当予以同等重视程度。目前临床诊断 ACS 患者中超过 70% 的患者为 NSTE-ACS，其住院期间死亡率虽低于 STEMI，但再次心肌梗死率、再住院率及远期死亡率均高于 STEMI。故疑似 NSTE-ACS 患者应注意连续观察，动态复查心电图及心脏标志物，根据 GRACE 评分，筛查出高危患者，以决定早期或延缓侵入治疗时机。

参考文献

[1] 中华医学会心血管病学分会，中华心血管病杂志编辑委员会 . 非 ST 段抬高型急性冠状动脉综合征诊断和治疗指南 (2016)[J]. 中华心血管病杂志，2017, 45(5): 359-376.

[2] Byrne RA, Rossello X, Coughlan JJ, et al. 2023 ESC Guidelines for the management of acute coronary syndromes. *Eur Heart J*. 2023;44(38):3720-3826.

[3] 中华医学会心血管病学分会介入心脏病学组 , 中国医师协会心血管内科医师分会血栓防治专业委员会 , 中华心血管病杂志编辑委员会 . 中国经皮冠状动脉介入治疗指南 (2016)[J]. 中华心血管病杂志 , 2016, 44(5):382-400.

[4] Collet JP, Thiele H, Barbato E, et al. 2020 ESC Guidelines for the management of acute coronary syndromes in patients presenting without persistent ST-segment elevation[J] *Eur Heart* J. 2021;42(14):1289-1367.

[5] McManus DD, Gore J, Yarzebski J, Spencer F, Lessard D, Goldberg RJ. Recent Trends in the Incidence, Treatment, and Outcomes of Patients with STEMI and NSTEMI[J]. *Am J Med*. 2011;124(1):40-47.

[6] Cohen M, Visveswaran G. Defining and managing patients with non-ST-elevation myocardial infarction: Sorting through type 1 vs other types[J]. *Clin Cardiol*. 2020;43(3):242-250.

[7] Kristensen AMD, Pareek M, Kragholm KH, Sehested TSG, Olsen MH, Prescott EB. Unstable Angina as a Component of Primary Composite Endpoints in Clinical Cardiovascular Trials: Pros and Cons[J]. *Cardiology*. 2022;147(3):235-247.

[8] Collet JP, Thiele H, Barbato E, et al. 2020 ESC Guidelines for the management of acute coronary syndromes in patients presenting without persistent ST-segment elevation. *Eur Heart J*. 2021;42(14):1289-1367.

[9] Eggers KM, Jernberg T, Lindahl B. Unstable Angina in the Era of Cardiac Troponin Assays with Improved Sensitivity-A Clinical Dilemma. *Am J Med*. 2017;130(12):1423-1430.e5.

[10] Braunwald E. Unstable Angina[J]. *Circulation*. 1998; 98(21):2219-2222.

[11] Loutati R, Perel N, Bruoha S, et al. Troponin level at presentation as a prognostic factor among patients presenting with non-ST-segment elevation myocardial infarction[J]. *Clin Cardiol*. 2023;47(1):e24166.

[12] Lazaros G, Tousoulis D, Siasos G, et al. Prognostic significance of cardiac troponin at presentation, peak cardiac troponin and b-type natriuretic peptide in patients with nstemi[J]. *J Am Coll Cardiol*. 2013;61(10_Supplement):E241-E241.

[13] Hamm CW, Braunwald E. A Classification of Unstable Angina Revisited[J]. *Circulation*. 2000;102(1):118-122.

[14] Giannitsis E, Biener M, Hund H, et al. Management and outcomes of patients with unstable angina with undetectable, normal, or intermediate hsTnT levels[J]. *Clin Res Cardiol*. 2020;109(4):476-487.

三、高敏肌钙蛋白在肺栓塞患者中的应用

【疾病概述】

肺栓塞（pulmonary embolism，PE）是以各种栓子阻塞肺动脉或其分支为发病原因的一组疾病或临床综合征的总称，其中肺血栓栓塞症（pulmonary thromboembolism，PTE）是最常见的类型，而引起 PTE 的血栓主要来源于深静脉血栓形成（deep venous thrombosis，DVT）。急性肺栓塞在心血管死亡原因中位列第 3 位，发病率高，容易误诊、漏诊且肺栓塞合并肌钙蛋白升高患者属于中至高危患者，需要引起临床医生高度重视，规范化诊疗可使高危肺栓塞患者及时得到最佳治疗，改善临床结局。本病例为诊断为肺栓塞合并肌钙蛋白升高患者的疾病诊疗过程。

1. 诊疗过程

(1) 一般情况：女性，67 岁。

(2) 主诉：呼吸困难 4 日伴晕厥 1 次。

(3) 现病史：患者 4 日前（2 月 17 日 15:30 左右）步行途中突发呼吸困难、嘴唇发绀，休息后稍缓解，3 日前上楼梯时出现呼吸困难加重，不能站立，无意识障碍，黑矇、晕厥，无恶心、呕吐等，躺下休息后仍加重，上车前往当地医院过程中出现一过性意识丧失，约持续 2min，自行缓解，无二便失禁、无抽搐、无大汗。当地医院就医未明确诊断，住院用药（具体药物及剂量不详）后无缓解，遂于我院就诊。急诊查 D- 二聚体 9.27mg/L（表 3–16），为进一步诊治，收入我科。病程中食欲缺乏、尿频、便秘、睡眠差、体重无明显变化。

(4) 既往史：否认其他慢性病病史。

(5) 个人史：否认吸烟、饮酒。

(6) 入院查体：体温 36.5℃，脉搏 84 次 / 分，呼吸 18 次 / 分，血压 130/65mmHg。平车入室，神志清楚；双侧瞳孔等大等圆（D≈3mm），对光反射存在；颈静脉无明显充盈及怒张，甲状腺不肿大；双肺呼吸音弱，未闻及干啰音、湿啰音；心界不大，心率 84 次 / 分，律齐，各瓣膜听诊区未闻及明显杂音；腹平软，无压痛及反跳痛，肝脾肋下未触及；双下肢无水肿，四肢脉搏搏动良好对称，生理反射存在，病理反射未引出。

(7) 初步诊断：呼吸困难查因：肺栓塞？哮喘？

(8) 诊疗思路：患者等待病床过程中呼吸困难加重，血压在正常范围内，结合患者 D- 二聚体明显升高，考虑肺栓塞可能性大，予完善肺动脉造影检查（CTPA）明确肺动脉情况。

肺动脉 CTA 检查结果（图 3–21）。患者肺栓塞诊断明确，予完善超声心动图、心脏标志物检测等检查对患者进行危险分层，完善下肢静脉超声筛查栓子来源。实验室检查异常指标（表 3–17）。

入院心电图（图 3–22）：超声心动图检查显

表 3–16 实验室异常检查结果

项目	指标	结果	参考范围	结果标识
D- 二聚体检测	D- 二聚体（D-Dimer）	9.27mg/L	0.00～0.55mg/L	↑

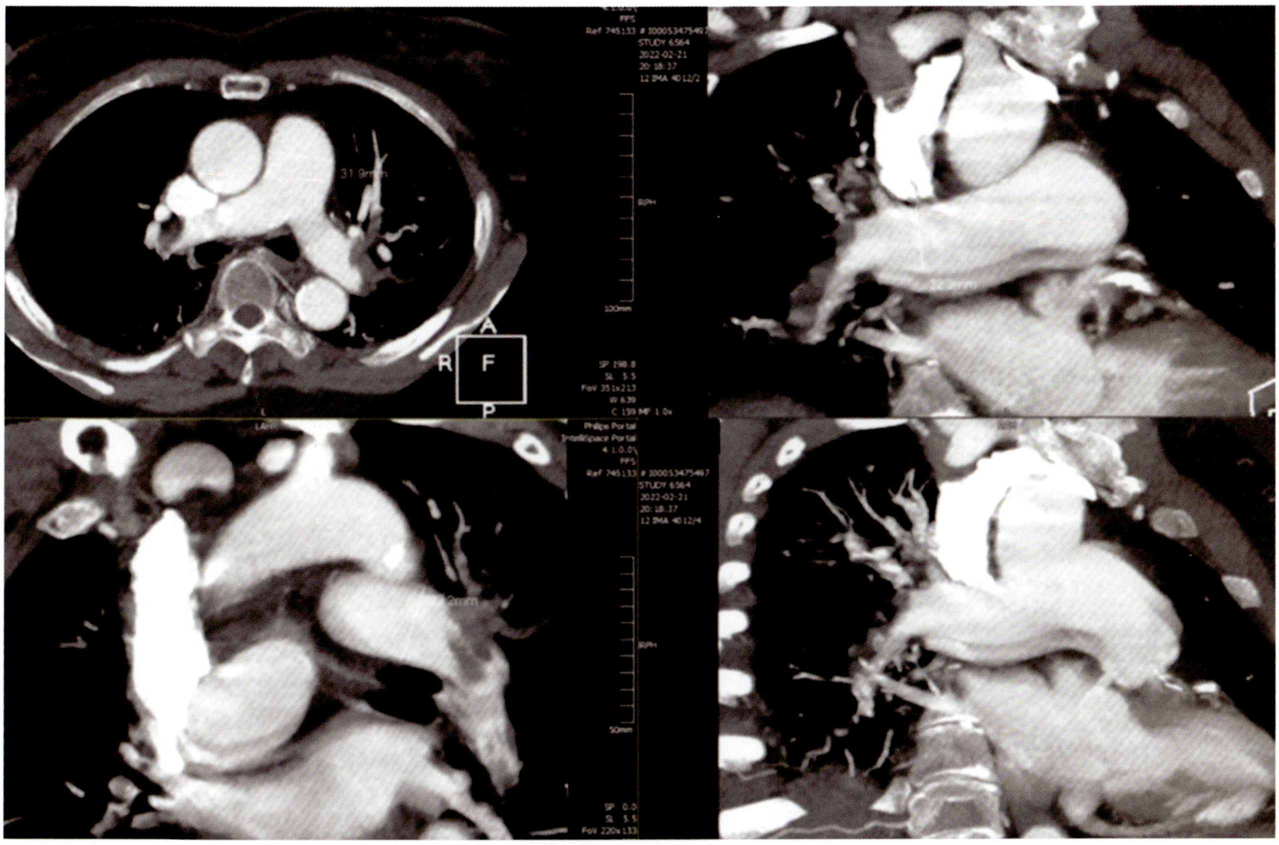

▲ 图 3-21　肺动脉 CTA 检查结果：双侧、急性、大面积肺动脉栓塞，肺动脉栓塞指数 80%

表 3-17　实验室检查异常结果

项　目	指　标	结　果	参考范围	结果标识
心脏标志物检测	高敏肌钙蛋白 I（hs-cTnI）	41.29ng/L	• 女＜15.3ng/L • 男＜31.3ng/L • 总体＜24.2ng/L	↑
	N 末端 B 型利钠肽前体（NT-proBNP）	1258pg/ml	0～125pg/ml	↑
D- 二聚体检测	D- 二聚体（D-Dimer）	170.51mg/L	0.00～0.55mg/L	↑

示，右心相对扩大，主肺动脉及其右肺动脉增宽，三尖瓣轻度反流。肺动脉高压（中度）。表 3-18 为术前床旁超声心动图报告具体数值。下肢静脉超声检查显示，左侧胫后静脉血栓形成。双侧股浅静脉远心端及腘静脉血流明显瘀滞。

患者超声心动图提示右心功能不全表现，伴 hs-cTnI 明显升高（表 3-17），肺动脉 CTA 提示大面积栓塞，考虑患者属于中－高危风险，拟行肺动脉溶栓治疗，为预防下肢静脉栓子脱落导致病情进一步加重，拟行下肢静脉滤器植入术后进行溶栓治疗。

术后复查实验室检查异常指标（表 3-19）及高敏肌钙蛋白 I 与 D- 二聚体的监测结果（图 3-23）

超声心动图检查显示，右心室无扩大，未见

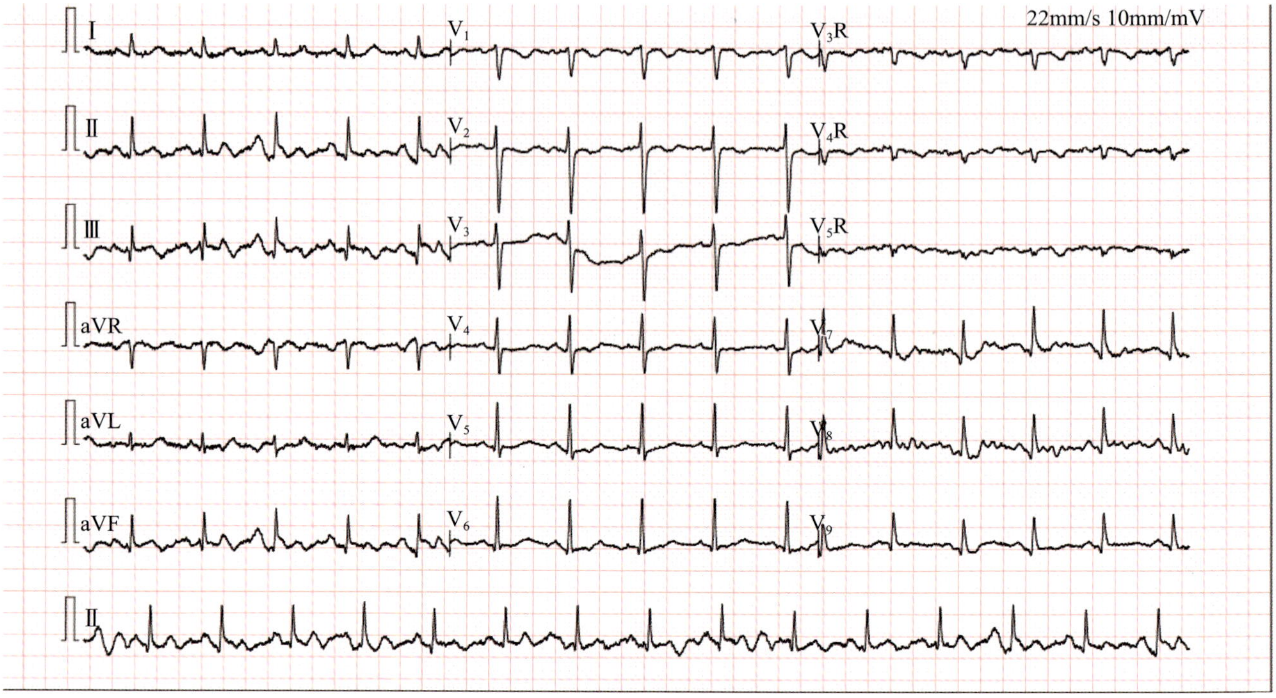

▲ 图 3-22　入院心电图：窦性心律，T 波改变

表 3-18　术前床旁超声心动图报告

心脏 M 型和二维切面测量（cm）							
主动脉瓣环		升主动脉		主动脉瓣口		左心室流出道	
主肺动脉	3.5	右肺动脉	2.4	左肺动脉		右心室流出道	
左心房前后径		左心室	3.6	右心房	4.0	右心室	4.2
室间隔（D）	1.4	室间隔（S）		左室后壁（D）	1.2	左心室后壁（S）	
二尖瓣开口		cm		二尖瓣面积		cm^2	
心功能测量		左心室短轴缩短率			%	左心室射血分数	50%

室壁运动异常，肺栓塞溶栓治疗后。表 3-20 为术后超声心动图报告具体数值。术后肺动脉 CTA 影像学结果（图 3-24）。

(9) 最终诊断：①急性双侧大面积肺栓塞；②下肢静脉血栓形成。

2. 病例分析

该患者就诊时，呼吸困难渐进性加重为主要症状，伴发作性晕厥 1 次，查体双肺呼吸音减低，余无阳性体征，完善检验结果 D- 二聚体升高明显，提示肺栓塞可能，进一步完善肺动脉 CTA 明确诊断肺栓塞，超声心动图提示右心负荷增加，检验提示高敏肌钙蛋白 I、N 末端 B 型利钠肽原均升高，归类为肺栓塞（中至高危），予急诊行下腔静脉滤器植入及 rt-PA 酶溶栓治疗，后症状好转，复查肺动脉 CTA 栓塞较前明显减轻，持续予以抗凝治疗，监测 D- 二聚体、高敏肌钙蛋白 I 明显下降，后行下腔滤器取出术，病情稳定予以出院。

表 3-19　术后心脏标志物及凝血六项的异常结果

项　目	指　标	结　果	参考范围	结果标识
心脏标志物检测	高敏肌钙蛋白 I（hs-cTnI）	35.21ng/L	• 女＜15.3ng/L • 男＜31.3ng/L • 总体＜24.2ng/L	↑
	N 末端 B 型利钠肽前体（NT-proBNP）	1079pg/ml	0～125pg/ml	↑
D- 二聚体及凝血功能检测	D- 二聚体（D-Dimer）	135.51mg/L	0.00～0.55mg/L	↑
	国际标准化比值（INR）	1.31	0.88～1.15	↑
	部分凝血活酶时间（APTT）	55.5s	23.9～31.9s	↑
	血浆纤维蛋白原（FIB）	1.06g/L	1.92～4.01g/L	↓
	血浆凝血酶原时间（PT）	14.3s	9.7～12.6s	↑
	凝血酶原活动度（PTA）	59.8%	70%～130%	↓

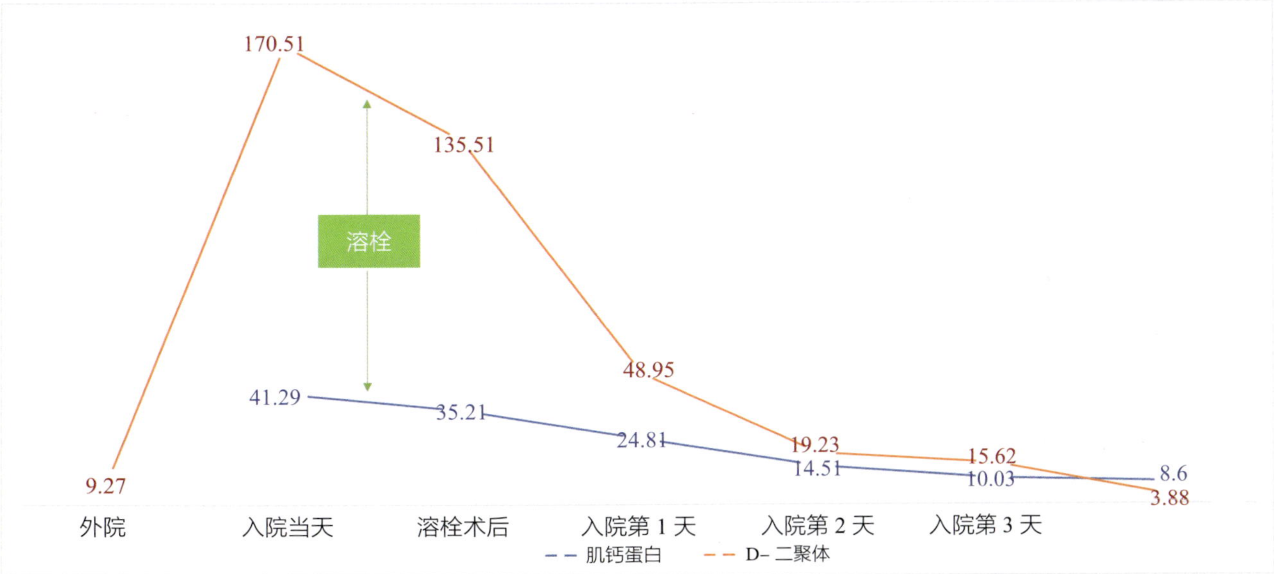

▲ 图 3-23　手术前、后高敏肌钙蛋白 I 与 D- 二聚体动态监测结果

表 3-20　术后超声心动图报告

心脏 M 型和二维切面测量（cm）							
主动脉瓣环		升主动脉		主动脉瓣口		左心室流出道	
主肺动脉	2.8	右肺动脉		左肺动脉		右心室流出道	
左心房前后径		左心室	4.1	右心房	3.3	右心室	3.1
室间隔（D）		室间隔（S）		左心室后壁（D）		左心室后壁（S）	
二尖瓣开口		cm		二尖瓣面积		cm^2	
心功能测量		左室短轴缩短率		%		左心室射血分数	50%

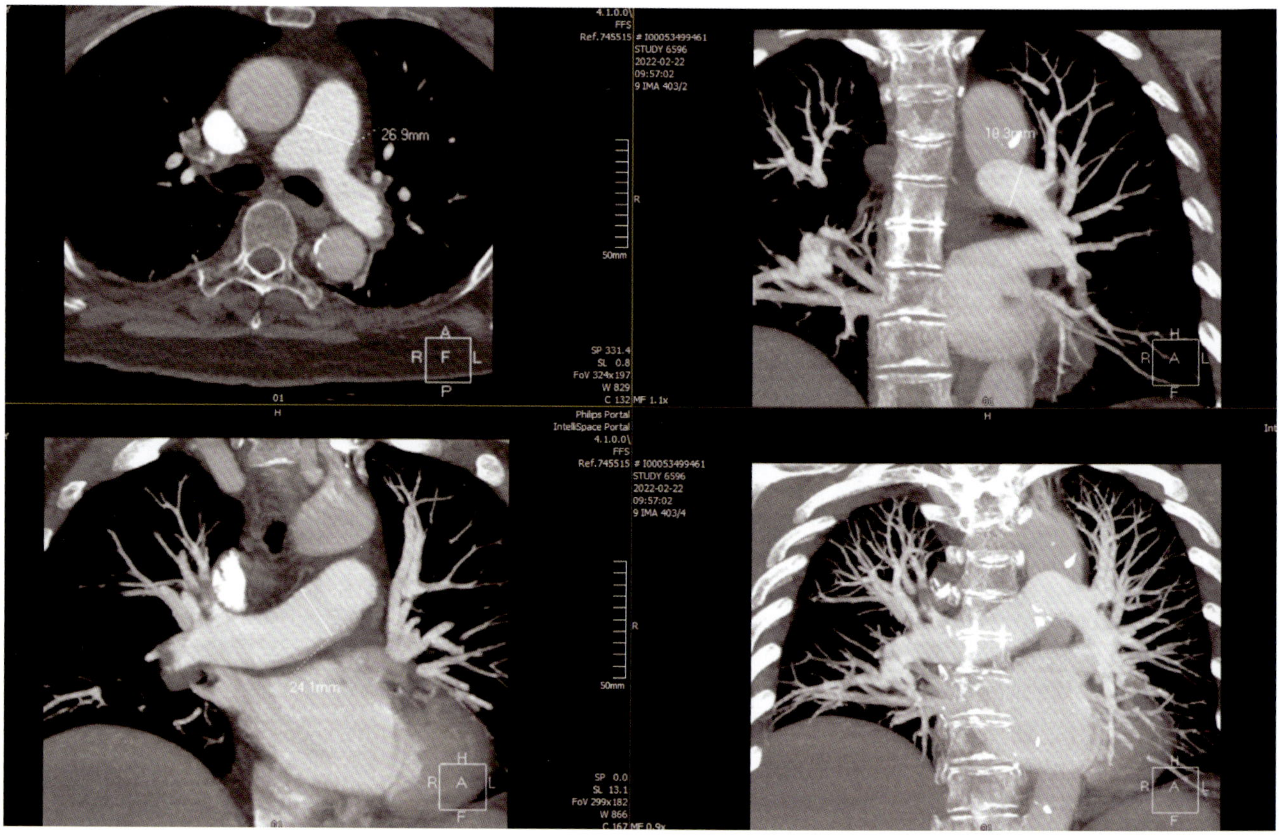

▲ 图 3-24　术后复查肺动脉 CTA 检查结果：双侧肺动脉栓塞。肺动脉栓塞指数约 30%，较前吸收、减少

【知识拓展】

急性肺栓塞是导致死亡的常见疾病，部分患者首发表现为猝死，每年可造成 50 000～200 000 人死亡，所以临床医生早期识别高风险患者至关重要，以期改善患者的临床结局。

1. 临床诊疗

2018 年《肺血栓栓塞症诊治与预防指南》推荐对于疑诊 PTE 的患者需要根据血流动力学是否稳定，采取不同的诊断流程 [1]（图 3-25）。对于血流动力学不稳定的患者建议先行右心功能评估，若超声心动图提示右心功能不全，尽可能早期完善肺动脉 CTA（CT pulmonary angiography，CTPA）明确诊断；对于血流动力学稳定的患者，基于临床经验或应用临床可能性评分（表 3-21，简化的 Wells 评分、修订的 Geneva 评分量表）对急性 PTE 进行疑诊评估；临床评估低 - 中度疑似的患者，推荐完善 D- 二聚体检测，如 D- 二聚体检测阳性，建议行确诊检测，临床评估高度疑似患者，建议直接行 CTPA 确诊检查。

2019 年《中国急性血栓性疾病抗栓治疗共识》及 2019 年欧洲心脏病学会（Europen Society of Cardiology，ESC）和欧洲呼吸协会（European Respiratory Society，ERS）联合制定 APE 诊断和管理指南则指出急性肺栓塞发生时 [2, 3]，压力负荷增加引起的急性右心衰竭是导致重症肺栓塞患者死亡的重要原因，并推荐根据患者血流动力学及肺栓塞严重指数（PESI，表 3-22）及是否存在右心功能不全和（或）心脏标志物升高将急性肺栓塞的早期死亡风险分为高危、中高危、中低危、低危（表 3-23）。高危患者应早期干预，中高危患者需严密监测，以便早期发现血流动力学障碍，必要时启动补救性再灌注治疗。

2. 流行病学

肺栓塞是继冠心病和中风后第三大心血管疾

表 3-21　PTE 临床可能性评分表

简化 Wells 评分	计　分	修订版 Geneva 评分	计　分
PTE 或 DVT 病史	1	PTE 或 DVT 病史	1
4 周内制动或手术	1	1 个月内手术或骨折	1
活动性肿瘤	1	活动性肿瘤	1
心率≥100 次 / 分	1	心率 75～94bpm	1
咯血	1	心率≥95bpm	2
DVT 症状或体征	1	咯血	1
其他鉴别诊断的可能性低于 PTE	1	单侧下肢疼痛	1
		下肢深静脉触痛及单侧下肢水肿	1
		年龄＞65 岁	1
临床可能性			
低度可能	0～1	低度可能	0～2
高度可能	≥2	高度可能	≥3

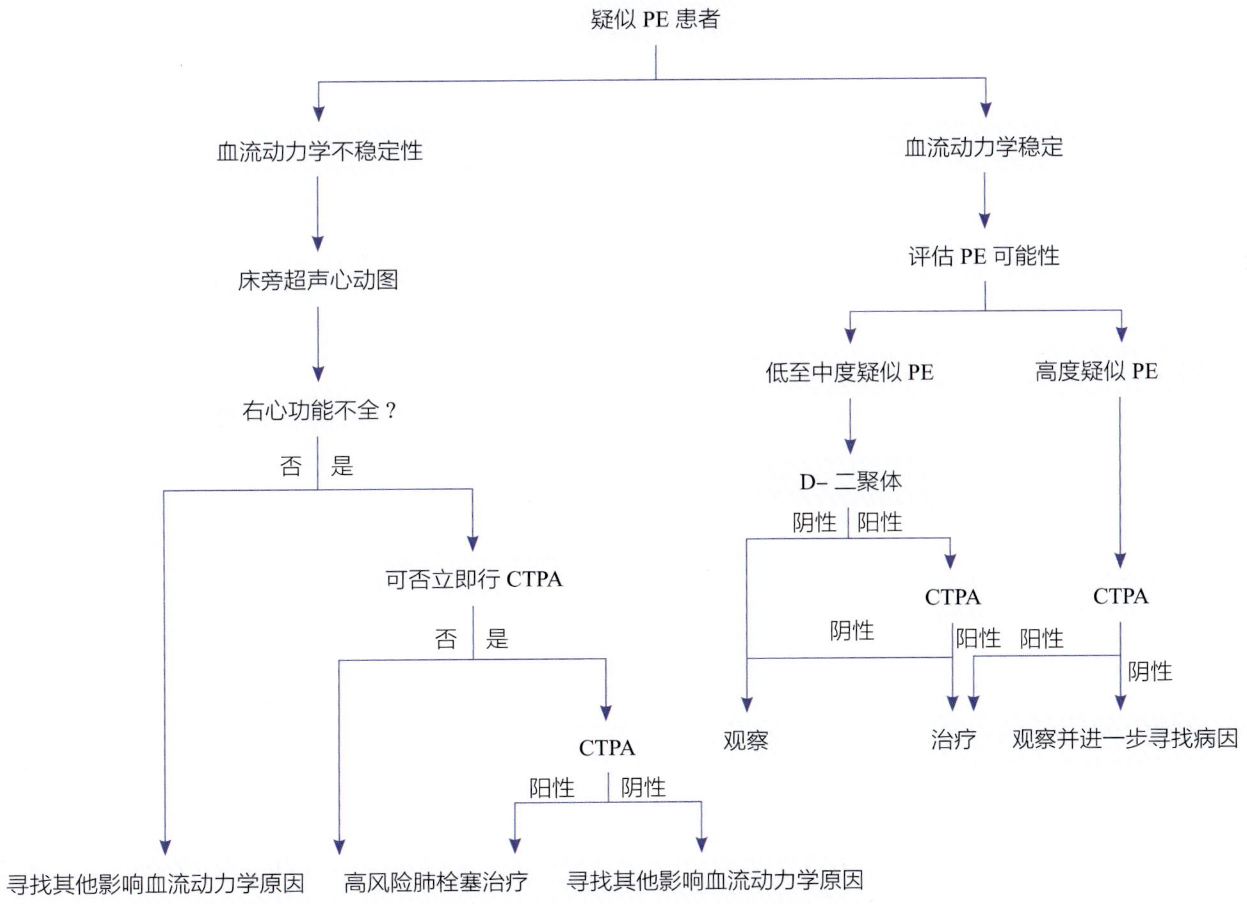

▲ 图 3-25　疑似肺栓塞患者诊疗流程图

CTPA.CT 肺动脉造影；PE. 肺栓塞

表 3-22 肺栓塞严重指数（PESI）及其简化版（sPESI）的评分标准

项　目	原始版（分）	简化版（分）
年龄	以年龄为分数	1（若年龄＞80 岁）
男性	10	/
肿瘤	30	1
慢性心力衰竭	10	1
慢性肺部疾病	10	1
脉搏≥110 次 / 分	20	1
收缩压＜100mmHg	30	1
呼吸频率＞30 次 /min	20	/
体温＜36℃	20	/
精神状态改变	60	/
动脉血氧饱和度＜90%	20	1

表 3-23 肺栓塞严重程度及早期（住院或 30 天）死亡风险的危险分层

早期死亡风险		风险的指标			
		血流动力学稳定性	肺栓塞严重临床和（或）共病的临床指标：PESI Ⅲ～Ⅳ级或 sPESI≥Ⅰ[a]	右心室功能不全(TEE 或 CTPA）[b]	心脏相关实验室指标[C]
高危		+	+[d]	+	+[d]
中危	中高危	–	+/–	+	+
	中低危	–	+/–	一个（或没有）阳性	
低危		–	–	–	选择性评估，如果评估，结果阴性[e]

PESI. 肺栓塞严重指数；sPESI. 简化版肺栓塞严重指数；a. PESI 分级Ⅲ～Ⅴ级提示 30 天病死率中～极高，sPESI＞1 提示 30 天病死率高；b. 右心室功能不全超声心动图指标包括右心室扩大和（或）收缩末期右心室左心室直径比值增高（大多数研究报道阈值为 0.9～1），右心室游离壁运动功能减低，三尖瓣反流速度增快或以上各指标联合；右心室功能不全造影（四腔心切面）指标包括收缩末期右心室左心室直径比值增高（阈值为 0.9～1）；c. 心脏标志物异常（如肌钙蛋白 T/I 浓度升高）或（右）心功能不全所致心力衰竭（血浆利钠肽浓度升高）；d. 对于伴有休克或低血压的急性肺栓塞患者无须评估 PESI 或 sPESI 或实验室检查；e. 对于 PESI 分级Ⅰ～Ⅱ级或 sPESI=0 的患者，若心脏相关实验室指标或影像学提示右心功能不全，也被列为中 – 低危组，这适用于影像学或实验室指标早于临床严重程度评估的情况

病。根据 2016 年全球血栓负担调查结果显示，肺栓塞的全球年发病率为（39～115）/10 万[4]。根据《中国心血管健康与疾病报告 2020》的研究，肺栓塞在中国年发病率为 100/10 万，男性发病率高于女性，61—70 岁年龄组高发[5]。急性肺栓塞患者有 10% 在发作时突然死亡，综合死亡率高达 30%，如果患者被及时诊断并接受治疗，死亡率可降低至 8%。因此早期诊断、早期干预是急性

肺栓塞最重要的处理原则。

3. 心肌损伤机制

肺栓塞患者 cTn 水平升高机制取决于肺栓塞严重程度。正常情况下，5%～8% 的肌钙蛋白 I 和 T 游离于心肌细胞的细胞质中[6]。在小面积肺栓塞时，右心室负荷增加，心肌细胞出现可逆性损伤，游离的 cTn 被释放入血。在大面积肺栓塞中，右心室负荷过大，导致心肌细胞出现坏死，肌原纤维降解，cTn 复合物被释放，此时 cTn 水平会在较长时间内保持升高状态。有病理学研究的证据显示，大面积肺栓塞患者右心室心肌中存在小坏死灶，但在冠状动脉中并没有发现血栓[7]。因此心肌细胞坏死原因可能是右心室急剧过载和扩张，压迫冠状动脉分支，导致血液灌注受阻或中断。在急性肺栓塞发病时肌钙蛋白水平明显升高的原因，可能还包括冠状动脉痉挛现象，即由于肺动脉出现急性血栓栓塞，肺动脉压力会在短时间内急剧升高，导致右心室压力明显升高，右心扩大，导致严重的冠状动脉痉挛现象，心肌处于缺血状态。内皮素的作用是当急性肺栓塞患者的肺动脉压力＞25mmHg 时，肺动脉内皮细胞会释放出大量的内皮素，导致冠状动脉发生明显收缩，心肌收缩能够受到明显抑制。

心肌受损后游离 cTn 迅速释放，其半衰期仅为 2h[8]。因此 cTn 水平在 24h 内的快速上升和下降，可能与小面积肺栓塞造成 – 过性心肌细胞损伤相关。cTn 水平在数天内保持升高，可能与大面积肺栓塞造成的心肌细胞坏死相关。

4. 结果解读

急性肺栓塞患者血流动力学稳定时，若有高危肺栓塞的临床表现或严重并发症，或超声心动图或 CTPA 提示右心功能不全建议进一步完善 hs-cTnI 检测，若结果阳性，则提示患者属于中风险或高危风险，建议患者立刻密切监测，如若出现病情恶化，考虑行补救性再灌注治疗；若肌钙蛋白结果阴性，则提示患者中低危，予收治入院治疗观察（图 3–26）[3]。

5. cTn 检查意义

cTn 升高在肺栓塞患者中非常常见。欧洲心脏病学会和欧洲呼吸协会在 2019 年共同制定的《急性肺栓塞诊断和管理指南》中提到，入院时肺栓塞患者 cTn 升高可能与急性期预后较差和死亡风险增加相关，结合临床表现和影像学检查结果可以改善肺栓塞患者的风险识别和预后分层，同时 cTn 低水平对于急性肺栓塞的排除诊断具有很高阴性预测值[3]。

一项前瞻性研究发现，41% 的急性肺栓塞患者 cTnI 升高，37% 的患者 cTnT 水平升高[9]，一项 Meta 分析统计发现 31.1% 的肺栓塞患者 cTn 升高[10]。

一项前瞻性研究发现，cTnI 或 cTnT 升高与右心室功能障碍显著相关，与 cTn 正常的患者相比，cTn 高度升高的患者住院死亡率、并发症率和肺栓塞复发率均明显增加[9]。同时，Meta 分析结果显示，cTn 水平升高患者短期死亡风险升高了 4 倍，肺栓塞死亡风险升高了 8 倍，不良结果事件升高了 6 倍。因此，cTn 可用于急性肺栓塞患者的风险分层和预后管理[10]。

【专家点评】

本例患者症状表现为活动时呼吸困难，呈渐进性加重，晕厥 1 次，急诊查 D– 二聚体明显升高，行肺血管 CT 造影即可明确诊断，予积极治疗后症状好转，病情稳定出院。该患者入院时生命体征相对平稳，右心功能不全（右心扩大、肺动脉增宽、肺动脉高压）合并心脏标志物升高（hs-cTnI 升高 2～3 倍 99thURL），危险分层为中高危，溶栓治疗后复查右心功能恢复，hs-cTnI 入院第 2 日逐步恢复至正常。急性肺栓塞是临床上常见的心血管疾病，发病率和死亡率均较高。该病的临床表现复杂，轻者几乎无任何临床症状或仅表现为短暂的呼吸困难，重者因肺血管阻力突然增加，肺动脉压升高，右心负荷增大，引发右心功能不全，甚至发生心源性休克和猝死，严重威胁患者的生命安全。在急性肺栓塞患者中，早诊断、早治疗至关重要，能显著降低患者死亡率及并发症的发

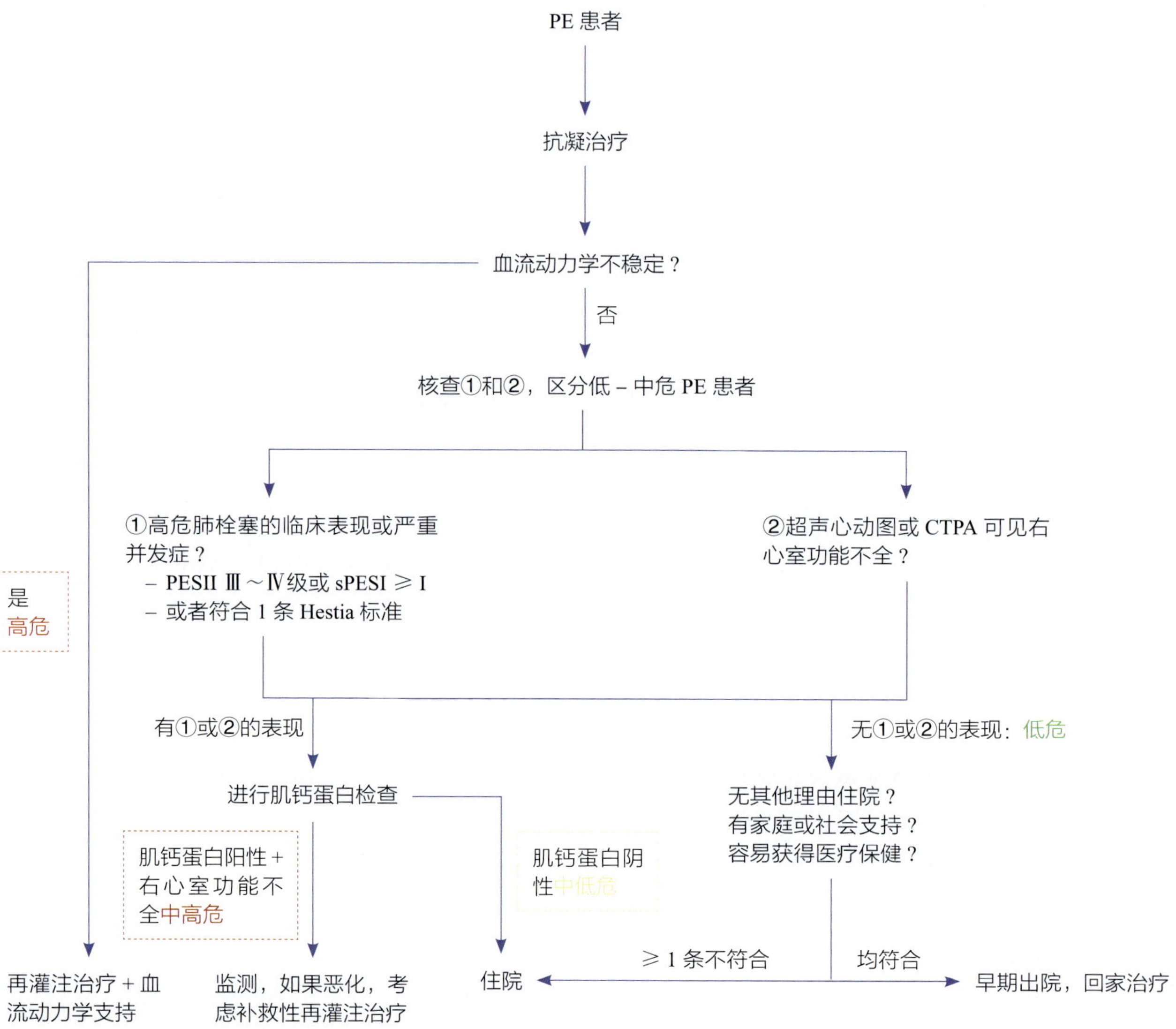

▲ 图 3–26　肺栓塞患者治疗策略

PE. 肺栓塞；PESI. 肺栓塞风险评分；sPESI. 简化肺栓塞严重程度指数

生。临床上常用 D– 二聚体、BNP/NT-proBNP、肌钙蛋白等生物指标来诊断肺栓塞及指导危险分层，且肌钙蛋白升高与右心功能不全密切相关，对急性肺栓塞的诊治及预后评估有重要意义。

参考文献

[1] 中华医学会呼吸病学分会肺栓塞与肺血管病学组，中国医师协会呼吸医师分会肺栓塞与肺血管病工作委员会，全国肺栓塞与肺血管病防治协作组．肺血栓栓塞症诊治与预防指南 [J]. 中华医学杂志，2018, 98(14):28.

[2] 中国医药教育协会急诊医学分会，中华医学会急诊医学分会心脑血管学组，急性血栓性疾病急诊专家共识组．中国急性血栓性疾病抗栓治疗共识 [J]. 2019.

[3] Konstantinides S, Meyer G, Becattini C, et al. 2019 ESC Guidelines for the diagnosis and management of acute pulmonary embolism developed in collaboration with the European respiratory society (ERS)[J]. *Russian Journal of Cardiology*, 2020(4).

[4] Wendelboe AM, Raskob GE. Global Burden of Thrombosis.[J] *Circ Res*. 2016;118(9):1340-1347.

[5] 中国心血管健康与疾病报告编写组．中国心血管健康与疾病报告 2020 概要 [J]. 中国循环杂志，2021;36(6):521-545.

[6] Katus H.A., Remppis A., Scheffold T, et al. Intracellular compartmentation of cardiac troponin T and its release kinetics in patients with reperfused and nonreperfused

myocardial infarction[J]. *Am J Cardiol*. 1991;67(16):1360-1367.
[7] Chaulin AM, Svechkov NA, Grigoreva YuV. LABORATORY BIOMARKERS OF RIGHT VENTRICULAR DYSFUNCTION[J]. *Mod Probl Sci Educ*. 2021;(2021):17-17.
[8] Gerhardt W, Katus H, Ravkilde J, et al. S-troponin T in suspected ischemic myocardial injury compared with mass and catalytic concentrations of S-creatine kinase isoenzyme MB[J]. *Clin Chem*. 1991;37(8):1405-1411.
[9] Konstantinides S, Geibel A, Olschewski M, et al. Importance of cardiac troponins I and T in risk stratification of patients with acute pulmonary embolism[J]. *Circulation*. 2002;106(10):1263-1268.
[10] Becattini C, Vedovati MC, Agnelli G. Prognostic Value of Troponins in Acute Pulmonary Embolism[J]. *Circulation*. 2007;116(4):427-433.

四、高敏肌钙蛋白在主动脉夹层患者中的应用

【疾病概述】

主动脉夹层（aortic dissection，AD），又称主动脉夹层动脉瘤，是由于各种原因导致的主动脉内膜、中膜撕裂，主动脉内膜与中膜分离，血液流入，致使主动脉腔被分隔为真腔和假腔。典型的AD可以见到位于真、假腔之间的分隔或内膜片。真、假腔可以相通或不通、血液可以在真、假腔之间流动或形成血栓。主动脉夹层是心血管系统灾难性疾病之一，患者症状各有不同，临床上存在漏诊和误诊现象。鉴于急性主动脉夹层病情凶险、表现莫测，一旦误诊后果严重。因此，临床医师应仔细、全面评估就诊患者的各种临床表现，提高对主动脉夹层的认识和警惕性。本病例主要描述的是Stanford A型主动脉夹层患者的诊疗过程。

1. 诊疗过程

(1) 一般情况：男性，51岁。

(2) 主诉：胸背痛7h。

(3) 现病史：患者于今日07:00突发剧烈胸背痛，伴心慌大汗焦躁不安，胸痛呈撕扯样，无晕厥、黑矇、意识障碍，自行服用降压药物效果不佳，急诊至当地医院查CT提示主动脉夹层A型，遂急诊转我院，门诊以“主动脉夹层A型”收入院。自发病来，患者精神、饮食差，睡眠、大小便可，体力下降，体重无变化。

(4) 既往史：高血压病多年，最高200/100mmHg，平素控制不佳；陈旧性脑卒中，口语不清，治疗后好转，无后遗症。右上肢外伤曾行手术治疗。

(5) 个人史：无。

(6) 入院查体：体温36.5℃，脉搏70次/分，呼吸20次/分，血压130/50mmHg。神志清楚，颈软；双肺呼吸音清，未闻及干啰音、湿啰音；心界不大，心率70次/分，律齐，主动脉瓣第二听诊区可闻及中度舒张期叹气样杂音，传导局限；腹软，无压痛及反跳痛，肝脾肋下未触及；双下肢无水肿；生理反射存在，病理反射未引出。

(7) 初步诊断：①A型主动脉夹层；②高血压3级。

(8) 实验室检查异常指标（表3-24）。

(9) 影像学检查：床旁超声心动图检查显示，主动脉夹层，主动脉瓣中至重度反流。

(10) 诊疗思路：患者因胸痛就诊我院，胸痛呈撕裂样伴血压升高明显，外院全主动脉CTA明确提示主动脉夹层A型（外院带入，无具体报告），急诊查hs-cTnI 45ng/L，D-二聚体9.21mg/L，床旁超声心动图提示主动脉夹层，病情危重，予急诊行Bentall+全弓置换+象鼻支架置入+左锁骨下动脉开窗术。

(11) 最终诊断：①A型主动脉夹层；②高血压3级。

2. 病例分析

患者因胸痛入院，胸痛呈撕裂样伴血压升高明显，外院全主动脉CTA明确提示主动脉夹层A型（外院带入，无具体报告），急诊查hs-cTnI 45ng/L，D-二聚体9.21mg/L，床旁超声心动图提示主动脉夹层，主动脉瓣中至重度反流，考虑病变位置低，可能累及主动脉瓣开口，予急诊行Bentall+全弓置换+象鼻支架置入+左锁骨下动脉开窗术，病情平稳后予以出院。

【知识拓展】

主动脉夹层是一种常见的心血管外科急症，

表 3-24　实验室检查异常指标

项　目	指　标	结　果	参考范围	结果标识
全血细胞计数	白细胞计数（WBC）	15.9×10^9/L	（3.5～9.5）$\times10^9$/L	↑
	中性粒细胞百分比（neut%）	90.6%	40%～75%	↑
	淋巴细胞百分比（lymph）	2.9%	20%～50%	↓
心脏标志物检测	高敏肌钙蛋白 I（hs-cTnI）	55 ng/L	• 女＜15.3ng/L • 男＜31.3ng/L • 总体＜24.2ng/L	↑
D- 二聚体检测	D- 二聚体（D-Dimer）	9.21 mg/L	0.00～0.55mg/L	↑

其特点是起病急、进展快、术后易出现并发症、并发症严重、手术病死率高。

1. 临床诊疗

主动脉夹层根据病变位置和夹层累及范围，DeBakey 于 1965 年提出了分型，将主动脉夹层分为Ⅰ型、Ⅱ型和Ⅲ型，其中Ⅰ型原发破口位于升主动脉或主动脉弓，夹层累及范围广泛，包括胸升主动脉、主动脉弓、胸降主动脉和腹主动脉。Ⅱ型原发破口位于升主动脉，夹层主要累及升主动脉，少数可累及主动脉弓。Ⅲ型原发破口位于左锁骨下动脉以远，夹层范围局限于胸降主动脉为Ⅲa 型，向下同时累及腹主动脉为Ⅲb 型。Daily 于 1970 年根据夹层累及范围提出了 Stanford 分型，将主动脉夹层分为 A 型和 B 型（图 3-27）。A 型夹层包括了夹层累及升主动脉情况，相当于 DeBakey 的Ⅰ型和Ⅱ型；B 型夹层仅累及胸降主动脉及其远端，相当于 DeBakey 的Ⅲ型 [1]。Stanford 分型较为常用，其中 Stanford A 型主动脉夹层占所有主动脉夹层的 70%～75%。

主动脉夹层主要表现为剧烈的持续性锐痛，可形容为“撕裂样”或“刀割样”。疼痛位置和性质常可以提示主动脉夹层破口的具体位置和病变进展情况。Stanford A 型夹层通常表现为前胸痛或背痛，而 Stanford B 型夹层通常表现为背痛或腹痛，但两者疼痛位置有时会有交叉。此外，夹层还会影响主动脉其他重要分支血管，导致脏器缺血或灌注不良的临床症状。其中心脏是 Standford A 型 AD 最常受累的器官：①夹层导致主动脉根部扩张、主动脉瓣对合不良等可引起主动脉瓣关闭不全，重者可出现心力衰竭甚至心源性休克；②夹层累及冠状动脉开口可导致急性心肌梗死、心力衰竭或恶性心律失常，患者可表现为典型急性冠状动脉综合征，有胸痛、胸闷、呼吸困难伴心电图的特异性改变；③夹层假腔渗漏或夹层破入心包可引起心包积液或心脏压塞，发生率约为 17.7%[2]。

急性 AD 的自然病程和预后受到多个因素影响。其中，病变分型、病变范围和程度、是否伴发并发症及血流动力学变化是主要影响因素。患者死亡的主要原因是主动脉破裂、急性心脏压塞、急性心肌梗死、脑卒中、腹腔脏器缺血、肢体缺血等。胸痛且高度怀疑急性 AD 的患者，应完善常规检查［如全血细胞计数及血型、尿常规、肝功能、肾功能、血气分析、血糖、传染病筛查、心脏标志物、凝血 5 项（包括 D- 二聚体）和血脂检查］[2, 3]。这些检查有助于鉴别诊断及评估脏器功能及手术风险，减少术前准备的时间。关于疑诊 AD 患者实验室检查项目的推荐，见表 3-25。

2022 年《Stanford B 型主动脉夹层诊断和治疗中国专家共识》[4] 提出 Stanford B 型 AD 出现心脏并发症的情况较少。若患者出现主动脉瓣关

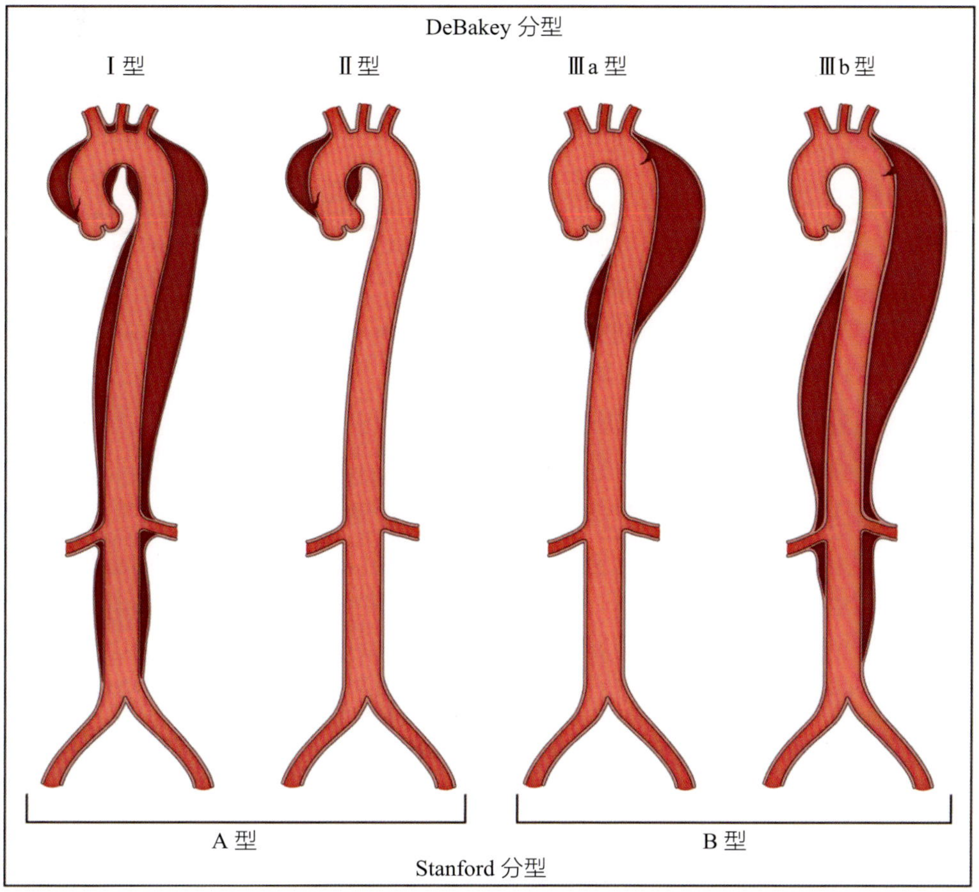

▲ 图 3-27　主动脉夹层 **DeBakey** 分型和 **Stanford** 分型示意图[1]

表 3–25　关于疑诊主动脉夹层患者实验室检查项目的推荐		
推荐条目	推荐类别	证据等级
全血细胞计数和血型、尿常规、生化全套、血气分析、乙肝等传染病筛查、心肌酶及心脏标志物、凝血五项检查推荐作为常规实验室检查项目	Ⅰ	C
D- 二聚体作为常规实验室检查，对于夹层的诊断及鉴别诊断至关重要	Ⅰ	B
C 反应蛋白可考虑作为检查项目	Ⅱ b	C

闭不全、急性心肌梗死或心脏压塞的表现，提示 B 型夹层可能进一步向升主动脉进展，导致上述的严重相关症状。

2. 流行病学

主动脉夹层年发病率为（2.3～3.5）/10 万，50—70 岁为高发年龄，男性较女性高发。起病急骤，疼痛剧烈。在所有主动脉夹层患者中，40% 的患者因没有及时到达医院而立即死亡，其余患者在疾病早期每延误 1h 死亡率增加 1%，因此及时诊断和治疗是首要原则。即便在诊断后，也有 5%～20% 的患者在手术期间或术后死亡[5]。升主动脉夹层的患者如果不手术，75% 的患者会在 2 周内死亡，通过积极治疗，30 天生存率可能高达 90%[6]。

3. 心肌损伤机制

心肌肌钙蛋白主要从心肌细胞而非血管平滑肌细胞释放，因此主动脉夹层患者心肌肌钙蛋白升高并非主动脉壁损伤的直接结果，而是由于各种继发的病理生理改变导致心肌损伤所致。血压升高引起左心室压力负荷增加，急性主动脉瓣关闭不全引起左心室容积负荷增加，心率加快引起心肌氧供需失衡及中重度心包积液或休克引起的心肌灌注不足都会导致心肌损伤和 cTn 水平升高 [7]。此外，当主动脉夹层扩展累及冠状动脉，或夹层内膜破裂下垂物遮盖冠状窦口时，冠状动脉血流受阻，也可造成急性心肌损伤，甚至发展为急性心肌梗死 [8]。

4. 结果解读

诊断主动脉夹层的患者，伴随 hs-cTnI 升高考虑夹层累及心脏，提示病情危重。

5. cTn 检查意义

主动脉夹层患者的 cTn 水平与其预后显著相关。一项纳入了 1321 名 A 型主动脉夹层的队列研究显示 [9]，约 40% 的 ATAAD 患者 cTnI 升高，其 30 天死亡率达到 44.4%，是 cTnI 水平正常 ATAAD 患者的 2.6 倍 [7]。其他研究也发现，cTn 水平升高的急性主动脉夹层患者短期死亡率是 cTn 水平正常患者的 2～2.3 倍 [10, 11]。因此，cTn 可能是主动脉夹层患者预后评估的重要考虑因素之一。

【专家点评】

本病例为一例以突发胸背痛为首发症状的 51 岁男性患者，既往重度高血压病史且控制不佳，入院肌钙蛋白及 D- 二聚体明显升高，按照急诊胸痛诊治流程积极完善心脏彩超及大血管 CTA 检查，明确诊断为 A 型主动脉夹层，并启动了急诊外科手术，获得良好救治。主动脉夹层常呈急性起病，突发持续不缓解的剧烈疼痛，对于典型夹层临床都有较高的警惕性，不容易漏诊。需要警惕的是不典型夹层，当撕裂的内膜片或血肿累及相应动脉可表现为复杂、多变的临床表现，除详细体格检查寻找器官缺血证据外，还需借助一些重要辅助检查综合判断，如 D- 二聚体明显升高、纵隔增宽、双侧收缩压差＞ 20mmHg、胸痛伴神经系统受损或多系统功能损害不能用一元论解释时，需考虑主动脉夹层的可能。

参考文献

[1] Isselbacher EM, Preventza O, Hamilton Black J 3rd, et al. 2022 ACC/AHA Guideline for the Diagnosis and Management of Aortic Disease: A Report of the American Heart Association/American College of Cardiology Joint Committee on Clinical Practice Guidelines[J]. *Circulation*. 2022;146(24):e334-e482.

[2] 中国医师协会心血管外科分会大血管外科专业委员会 . 主动脉夹层诊断与治疗规范中国专家共识 [J]. 中华胸心血管外科杂志 , 2017, 33(11):14.

[3] Erbel R , Aboyans V , Boileau C ,et al.2014 ESC Guidelines on the diagnosis and treatment of aortic diseases: Document covering acute and chronic aortic diseases of the thoracic and abdominal aorta of the adult. The Task Force for the Diagnosis and Treatment of Aortic Diseases of the European Society of Cardiology (ESC).[J].*European Heart Journal*, 2014(41):1169-1252.

[4] 周旻 , 符伟国 .Stanford B 型主动脉夹层诊断和治疗中国专家共识 (2022 版)[J]. 中国血管外科杂志 (电子版),2022,14(02):119-130.

[5] Hiratzka L.F., Bakris G.L., Beckman J.A., et al. 2010 ACCF/AHA/AATS/ACR/ASA/SCA/SCAI/SIR/STS/SVM Guidelines for the Diagnosis and Management of Patients With Thoracic Aortic Disease[J]. *Circulation*. 2010;121(13):e266-e369.

[6] Bautz B., Schneider J.I.. High-Risk Chief Complaints I[J]. *Emerg Med Clin North Am*. 2020;38(2):453-498.

[7] Liu S, Song C, Bian X, Wang H, Fu R, Zhang R, Yuan S, Dou K. Elevated cardiac troponin I and short-term mortality in patients with acute type A aortic dissection[J]. *Eur Heart J Acute Cardiovasc Care*. 2022 Aug 9;11(8):597-606.

[8] Akwe J, Halford B, Kim E, Miller A. A Review of Cardiac and Non-Cardiac Causes of Troponin Elevation and Clinical Relevance Part I: Cardiac Causes[J]. *Cardiol Curr Res*. 2017;10(3).

[9] Vrsalović M, V9.9rsalović Presečki A. ADMISSION CARDIAC TROPONINS PREDICT HOSPITAL MORTALITY IN TYPE A ACUTE AORTIC DISSECTION: A META-ANALYSIS OF ADJUSTED RISK ESTIMATES[J]. *Acta Clin Croat*. 2021;60(1):115-119.

[10] Bonaca M.P., Reece T.B.. The prognostic implications of cardiac troponin in Type A aortic dissection and the challenge of understanding therapeutic consequences[J]. *Eur Heart J Acute Cardiovasc Care*. 2022;11(8):607-608.

[11] Vrsalovic M. Prognostic effect of cardiac troponin elevation in acute aortic dissection: A meta-analysis[J]. *Int J Cardiol*. 2016;214:277-278.

五、高敏肌钙蛋白在心肌炎患者中的应用

【疾病概述】

心肌炎（myocarditis）是心脏的炎症性疾病。

最常见病因为病毒感染，细菌、真菌、螺旋体、立克次体、原虫、蠕虫等感染也可引起心肌炎，但相对少见。非感染性心肌炎的病因包括药物、毒物、放射、结缔组织病、血管炎、巨细胞心肌炎、结节病等。起病急缓不定，少数呈暴发性导致急性泵衰竭或猝死。本病例描述一例心肌炎患者的诊疗经过。

1. 诊疗经过

(1) 一般情况：男性，30 岁。

(2) 主诉：腹泻 2 天，胸痛、发热 1 天。

(3) 现病史：患者 2 天前外出进食后出现腹泻、水样便，未予重视，未接受诊疗。昨日劳累后出现胸痛，为心前区持续性钝痛，活动及吸气后加剧，平卧后可缓解，无向他处放射，伴轻微干咳，伴有发热，最高体温 38.2℃，有畏寒，无寒战；无胸闷、气促、呼吸困难；无头晕、头痛、心悸、晕厥，无咯血，于我院急诊就诊，实验室全血细胞计数中 WBC 为 14.10×10^9/L, CRP 为 37.67mg/L，心脏标志物结果为 hs-cTn 45ng/L，ECG 显示窦性心律、ST 段抬高（V_4～V_5），胸部 CT 提示右下肺纤维增殖灶。考虑诊断"心肌炎"，现为进一步诊治，收入我科。起病以来，精神、纳食一般，小便正常，睡眠欠佳，近期体重无明显变化。

(4) 既往史：平素身体健康状况一般，慢性支气管炎 6 年病史，否认高血压病、糖尿病、高脂血症等慢性病史。否认脑梗死、青光眼病史。否认食物、药物过敏史。

(5) 个人史：否认吸烟、饮酒史。

(6) 入院查体：体温 37.8℃，脉搏 90 次 / 分，呼吸 18 次 / 分，血压 120/80mmHg。神志清楚，颈软，颈静脉无怒张；双肺呼吸音清晰，双肺未闻及干啰音、湿啰音；心界不大，心率 90 次 / 分，律齐，各瓣膜听诊区未闻及杂音；腹平软，轻压痛，无反跳痛，肝脾肋下未触及；双下肢无水肿，生理反射存在，病理反射未引出。

(7) 初步诊断：①心肌炎；②胃肠炎？

(8) 诊疗思路：患者为青年男性，此次因"发热、腹泻、胸痛"入院，入院查 hs-cTnI 升高，心电图提示 ST 段抬高，合并发热，腹泻等感染症状，既往无高血压、糖尿病、长期吸烟史等高危因素，目前考虑诊断心肌炎，予抗感染治疗，完善病原学检查寻找病原学证据，完善超声心动图进一步评估心功能，继续动态监测心脏标志物及炎症标志物评估病情变化情况。

(9) 实验室检查异常指标（表 3–26）：动态监测全血细胞计数、炎症指标、心脏标志物见表 3–27。hs-cTnI、CRP、WBC 动态变化关系见图 3–28。

(10) 胸部 CT 检查结果（图 3–29）及床旁超声心动图检查结果（图 3–30）及 18 导联心电图（图 3–31）。

患者接受抗感染治疗后，胸闷、胸痛症状较前减轻，高敏肌钙蛋白 I 及感染指标炎症标志物等较前明显回落，降至正常范围，目前患者病情稳定，复查心电图、超声心动图评估心脏功能，完善冠状动脉 CTA 排查冠状动脉因素。复查心电图（图 3–32）、超声心动图（图 3–33）、冠状动脉 CTA（图 3–34）检查结果。患者复查心电图 ST 段较前回落，超声心动图未见明显异常，冠状动脉 CTA 未见血管狭窄，可明确诊断心肌炎。

(11) 最终诊断：①心肌炎；②急性胃肠炎。

2. 病例分析

患者因胸痛于我院门诊就诊，心电图可见部分相邻导联 ST 段抬高，hs-cTnI 36ng/L，轻度升高，结合患者发热、腹泻及白细胞、炎症标志物等同步升高，既往无吸烟、高血压、糖尿病等心肌梗死高危因素，考虑诊断心肌炎，予抗感染、营养心肌等对症治疗，同时监测全血细胞计数、炎症标志物、心脏标志物检测等，完善病原学检查及冠状动脉 CTA，冠状动脉 CTA 提示未见血管狭窄，心肌炎诊断成立，继续予以抗感染、营养心肌等对症治疗，患者病情逐渐平稳，监测心脏标志物检测及炎症标志物回落正常后予以出院。

表 3–26　实验室检查异常结果

项　目	指　标	结　果	参考范围	结果标识
全血细胞计数	白细胞计数（WBC）	10.98×10^9/L	3.5～9.5×10^9/L	↑
炎症标志物	C 反应蛋白（CRP）	103.08mg/L	0.068～8.2mg/L	↑
	降钙素原（PCT）	0.073ng/mL	＜0.5ng/ml	
	白细胞介素 6（IL-6）	28.71pg/ml	0～7pg/ml	↑
心脏标志物检测	高敏肌钙蛋白 I（hs-cTnI）	515ng/L	• 女＜15.3ng/L • 男＜31.3ng/L • 总体＜24.2ng/L	↑
	肌酸激酶同工酶（CK-MB）	18.30ng/ml	＜5ng/ml	↑
	肌酸激酶（CK）	320U/L	• 男 38～174 U/L • 女 26～140 U/L	↑
病原学检测	风疹病毒 IgG 抗体定量	34.54U/ml	• 阴性：＜5 • 灰区：5～10 • 阳性：＞10	↑
	风疹病毒 IgM 抗体定量	1.22	• 阴性：＜5 • 灰区：5～8 • 阳性：＞8	—
	麻疹病毒抗体 IgG 定性	阳性（+）	阴性	+
	麻疹病毒抗体 IgM	阴性	阴性	—
	巨细胞病毒 IgG 抗体定量	236.95AU/ml	• 阴性：＜10 • 灰区：10～14 • 阳性：＞14	↑
	巨细胞病毒 IgM 抗体定量	4.34	• 阴性：＜8 • 灰区：8～12 • 阳性：＞12	—
	嗜肺军团菌 I 型 IgM 抗体	阴性	阴性	—
	肺炎支原体 IgM 抗体	阴性	阴性	—
	Q 热立克次体 IgM 抗体	阴性	阴性	—
	肺炎衣原体 IgM 抗体	阴性	阴性	—
	腺病毒 IgM 抗体	阴性	阴性	—
	呼吸道合胞病毒 IgM 抗体	阴性	阴性	—
	甲型流感病毒 IgM 抗体	阴性	阴性	—
	乙型流感病毒 IgM 抗体	阴性	阴性	—
	副流感病毒 123 型 IgM 抗体	阴性	阴性	—

（续表）

项　目	指　标	结　果	参考范围	结果标识
病原学检测	单纯疱疹病毒Ⅰ型+Ⅱ型 IgM 抗体	阴性	阴性	—
	肠道病毒 71 型 IgM 抗体	阴性	阴性	—
	柯萨奇病毒 A16 型 IgM 抗体	阴性	阴性	—
病原学检测	诺如病毒 GⅠ抗原	阴性	阴性	—
	诺如病毒 GⅡ抗原	阴性	阴性	—

表 3-27　实验室检查异常结果

项　目	指　标	结　果	参考范围	结果标识
全血细胞计数	白细胞计数（WBC）	10.72×10^9/L	3.5～9.5×10^9/L	↑
		8.23×10^9/L		↑
		8.01×10^9/L		↑
		8.01×10^9/L		↑
炎症标志物	C 反应蛋白（CRP）	69.56mg/L	0.0～10.0mg/L	↑
		43.25mg/L		↑
		17.81mg/L		↑
		11.25mg/L		↑
心脏标志物检测	高敏肌钙蛋白 I（hs-cTnI）	435ng/L	• 女＜15.3ng/L • 男＜31.3ng/L • 总体＜24.2ng/L	↑
		42ng/L		↑
		9ng/L		
		6ng/L		
	N 末端 B 型利钠肽前体（NT-proBNP）	232pg/ml	＜125pg/ml	↑
		25.4pg/ml	＜125pg/ml	

【知识拓展】

心肌炎是由各种原因引起心肌炎性损伤所导致的心脏功能受损，包括心肌收缩和舒张功能减弱及心律失常。病因主要分为感染、自身免疫病和毒素 / 药物毒性三类，其中感染是主要的致病原因。常见的病原体是病毒，包括肠道病毒（尤其是柯萨奇 B 病毒）、腺病毒、巨细胞病毒、EB 病毒和流感病毒等。普通急性心肌炎的临床表现差异较大，可能表现为轻微胸闷和心悸，严重情况下可能会出现急性左心衰竭甚至猝死。尤其近几年来呼吸道感染性疾病的暴发导致心肌炎患者数量有所增加，因此需要根据病情严重程度进行个体化治疗，临床医生需要给予足够的重视。

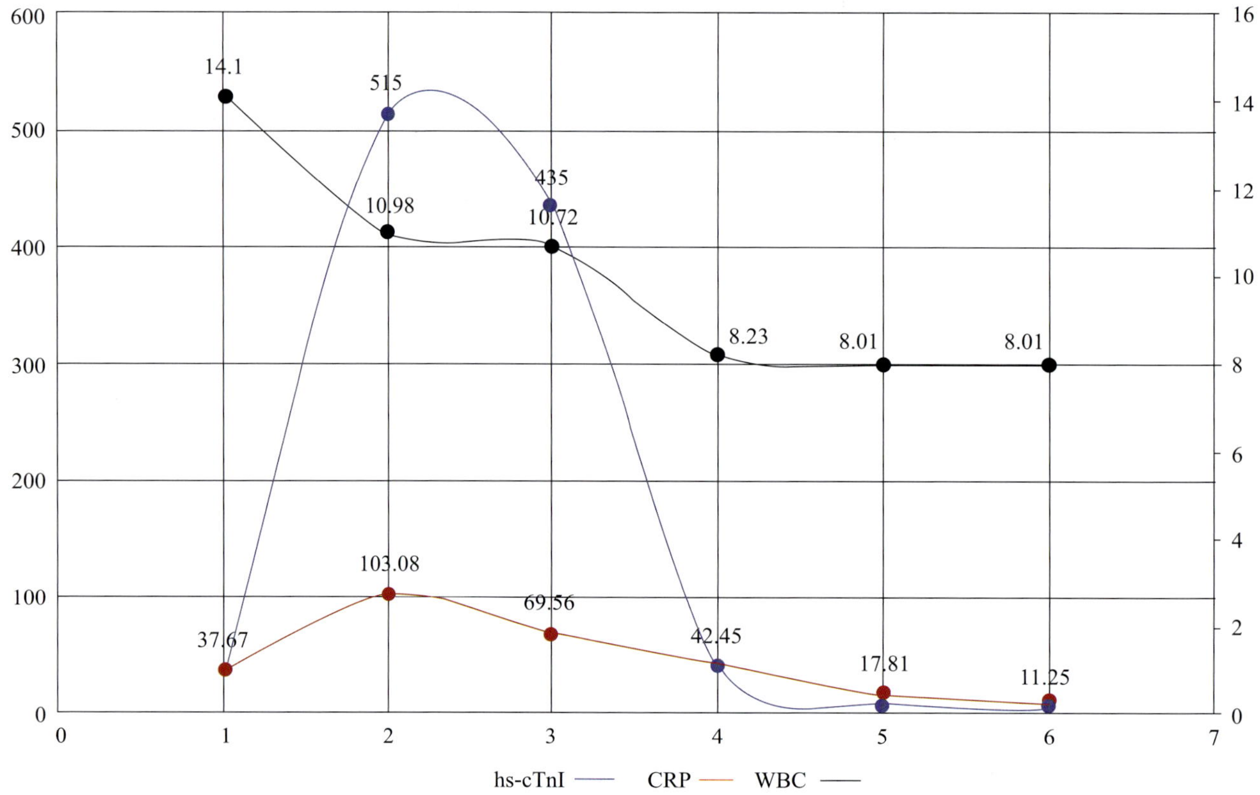

▲ 图 3-28 **hs-cTn、CRP、WBC 动态监测图**

hs-cTn. 高敏肌钙蛋白；CRP. C 反应蛋白；WBC. 白细胞计数

1. 临床诊疗

拟诊心肌炎的标准如下。

(1) 临床表现：急性胸痛，新发生（数天至 3 个月）或恶化的气促、疲乏，伴或不伴左、右心力衰竭；亚急性 / 慢性（>3 个月）或恶化气促、疲乏，伴或不伴左、右心力衰竭；心悸、无明确原因的心律失常、晕厥或心源性猝死(sudden cardic death, SCD)。

(2) 辅助检查：①心电图异常，包括房室传导阻滞、束支阻滞、ST/T 改变、窦性停博、室性心动过速、心房颤动、R 波减低、异常 Q 波、低电压、频发期前收缩、室上性心动过速等；②肌钙蛋白升高；③超声心动图 / 造影提示左心室和（或）右心室结构和功能异常；④心脏磁共振证实心肌组织学的特征性改变 [1]。满足拟诊标准的患者，建议入院密切观察，行选择性冠状动脉造影排除冠心病，然后行心内膜心肌活检确定心肌炎的诊断并确定病原学和感染类型，以明确治疗和预后。

2024 年《中国成人暴发性心肌炎诊断和治疗指南》提出大部分暴发性心肌炎患者的 hs-cTnI/T 显著升高，甚至超出实验室检测范围上限其水平变化与疾病治疗及预后密切相关。CK 及 CK-MB、LDH、AST、MYO 等升高也可提示心肌损伤但这些指标的敏感性和特异性均低于 hs-cTnI，推荐动态监测 hs-cTnI 作为评价暴发性心肌炎心肌损伤的标志物（I、B）。并且，hs-cTnI 的绝对值和相对变化速率是暴发性心肌炎患者院内死亡的预测因素 [2]。可以联合全血细胞计数及炎症标志物有助于诊断及评估预后 [3]。

2. 流行病学

研究估计，2017 年全球心肌炎约 180 万例，导致死亡人数约 46 000 人。心肌炎患病率在各国的差异较大，如智利为 10.2/10 万人、阿尔巴

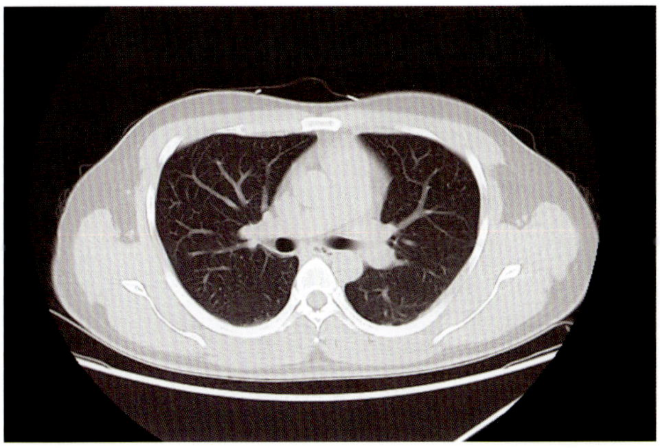

▲ 图 3-29　胸部 CT：右肺下叶纤维化增殖灶

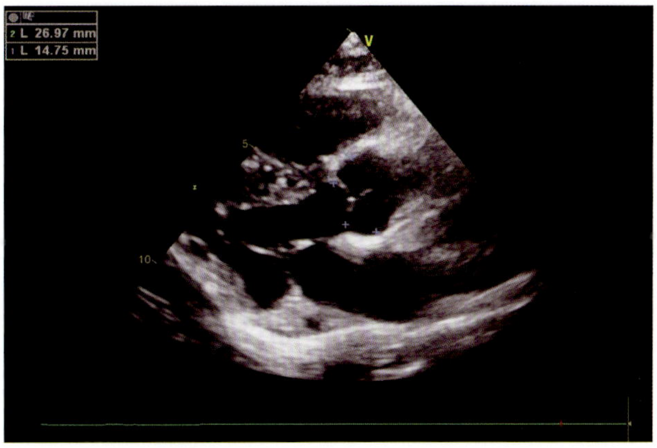

▲ 图 3-30　床旁超声心动图：三尖瓣少量反流，各节段心肌运动未见明显异常

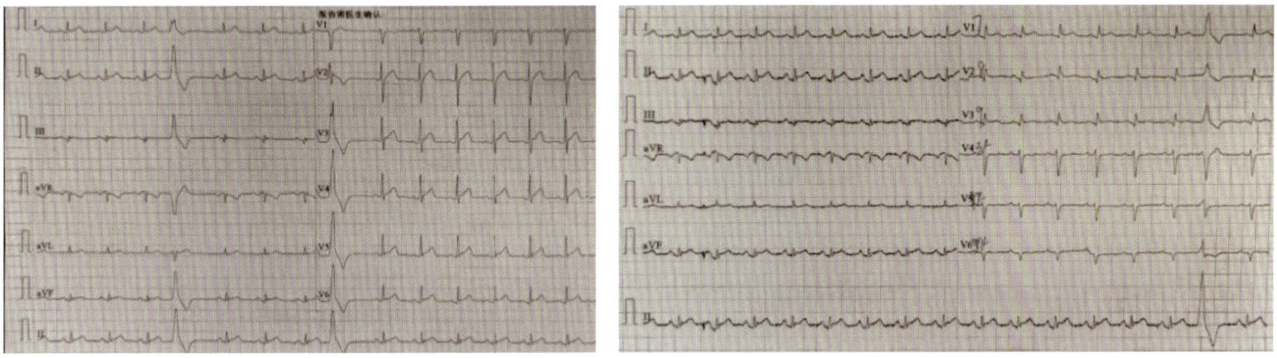

▲ 图 3-31　18 导联心电图提示窦性心律、ST 段抬高

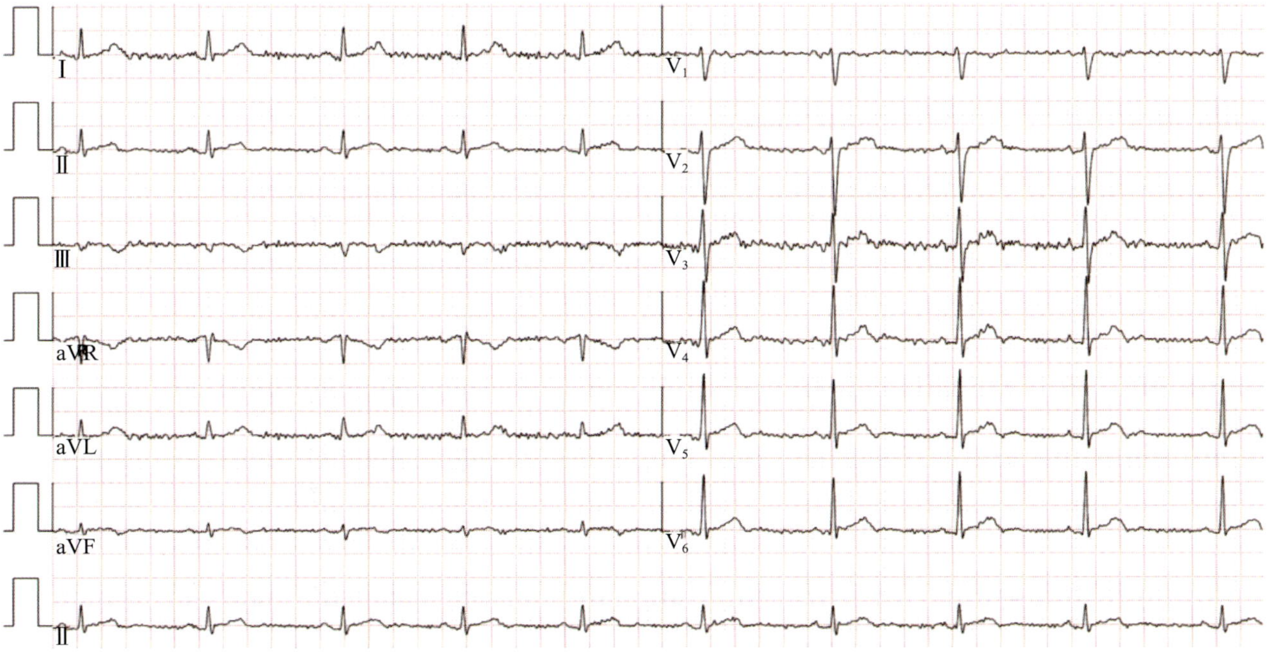

▲ 图 3-32　复查心电图提示窦性心律、T 波改变

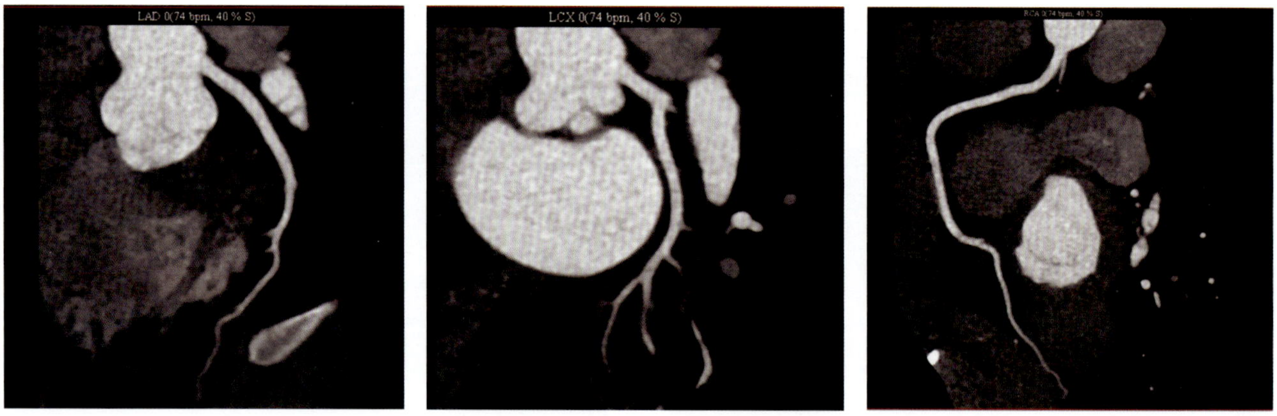

▲ **图 3-33　冠状动脉 CTA：LM、LAD、LCX、RCA 未见明显异常**

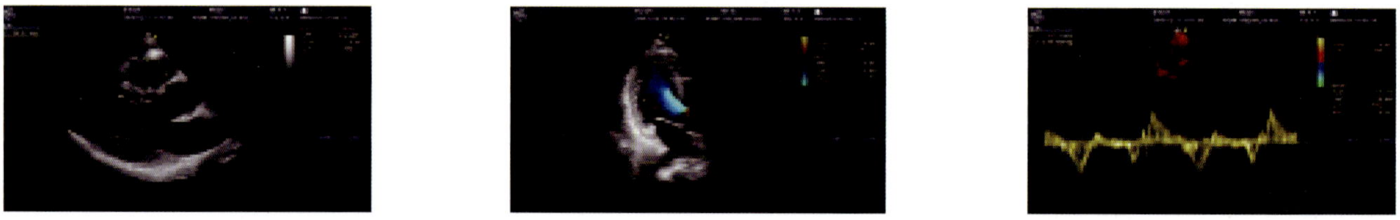

M 值及二维							多普勒			
左心房	前后径	33mm	左右径	29mm	上下径	38mm		时相	流速（m/s）	压差（mmHg）
左心室	室间隔厚度		10mm	左心室后壁厚度		10mm	二尖瓣	舒张期 MVE	0.69m/s	1.90mmHg
	舒末径		45mm	舒末容积		90ml		舒张期 MVA	0.45m/s	0.81mmHg
	缩末径		28mm	缩末容积		29ml	三尖瓣	舒张期	0.57m/s	1.30mmHg
	EF		68%	每搏量		61.00ml		收缩期		
	FS		37%	左心室流出道			主动脉瓣	收缩期	1.24m/s	6.15mmHg
右心房	左右径		31mm	上下径		38ml		收缩期	1.05m/s	4.41mmHg
房室瓣环	二尖瓣环			三尖瓣环			肺动脉瓣	收缩期		
右心室	前后径		22mm	右心室流出道			心房水平			
主动脉	瓣环	22mm	窦部	31mm	窦管交界	23mm	心室水平			
	升主动脉	26mm	主动脉弓		降主动脉		动脉水平			
肺动脉	瓣环		主干	23mm			TDI	间隔（m/s）	侧壁（m/s）	平均 E/E'
	左肺动脉		右肺动脉					0.09m/s	0.15m/s	5.8

超声所见：
心房正位，心室右襻。各房室内径测值在正常范围，室壁厚度及运动增厚率正常。房、室间隔连续完整，各瓣膜形态、结构、启闭未见明显异常，大动脉内径正常，大动脉位置、与心室连接关系正常，主动脉弓降部未见明显结窄，心包腔未见明显无回声区
多普勒：各瓣膜未探及明显异常彩色血流信号

▲ **图 3-34　复查超声心动图：心脏大体结构、血流及功能未见明显异常**

尼亚则为 105.6/10 万人，全球 194 个国家的心肌炎患病率相差了 10.4 倍，死亡率相差了 43.9 倍。1990—2017 年，全球心肌炎的发病年龄下降，患病率和死亡率显著上升[4]。

3. 心肌损伤机制

心肌炎中的 cTn 升高主要与感染因子（主要是病毒）、毒素和自身抗体对心肌细胞的毒性损伤有关[5]。初次感染后数天，持续的病毒复制导致心肌细胞坏死，裂解内容物触发宿主免疫系统，NK 细胞、巨噬细胞和 T 淋巴细胞被募集到感染部位，进一步损伤心肌。感染的第二阶段 T 细胞激活，产生高水平的细胞因子 TNF、IL-1a、IL-1b、IL-2 和 IFN-γ，细胞因子与自身抗体共同加重心肌损伤[6]。心肌炎导致心肌损伤机制可

分为两种：①直接损伤，即病毒感染细胞并复制，裂解心肌细胞，激发宿主免疫。②免疫损伤，即细胞因子引起组织炎症水肿，同时趋化炎症细胞浸润，引起细胞毒性反应、抗原抗体反应介导心肌细胞损伤[7]。

4. 结果解读

心肌肌钙蛋白出现早期下降趋势提示预后良好。以下血液检查结果提示预后不良：①炎性细胞因子水平较高，如TNFα、IL-1β、IL-6、IL-10、Fas配体；②CK-MB峰值较高（≥29.5ng/ml）；③肌钙蛋白持续处于高水平或再次升高；④NT-proBNP水平较高（≥4225pg/ml）；⑤心脏相关抗体阳性（如抗肌球蛋白抗体，抗β肾上腺素受体抗体）[3]。

5. cTn的检查意义

hs-cTnI可用于指示急性心肌炎患者的心肌损伤程度[8]。回归分析显示，cTnI水平与经心内膜活检诊断的心肌炎独立相关[9]，且cTnI水平越高，急性心肌炎患者住院时间越长[10]。此外，cTnI在短期内的绝对或相对变化是暴发性心肌炎患者院内死亡的有力预测因子。有研究表明，在最终存活的暴发性心肌炎患者中，78%的患者在24h内出现hs-cTnI下降，而在死亡的患者中该比例仅为36%[11]。

【专家点评】

本病例为青年男性，2天前腹泻后出现发热、持续性胸痛，查白细胞计数，CRP/ IL–6等炎症标志物均明显升高，心脏标志物升高，心电图可见ST–T改变，冠脉CTA未见异常，虽无明确病原学依据，但从临床看，考虑为典型病毒性心肌炎。肌钙蛋白能反映急性病毒性心肌炎病情的严重程度，病毒性心肌炎患者肌钙蛋白越高，发生心源性休克的概率越大，肌钙蛋白显著升高时死亡率明显升高，肌钙蛋白早期下降提示预后良好，临床上应动态密切监测病毒性心肌炎患者肌钙蛋白变化，对指导临床诊疗有一定意义。急性心肌炎的临床表现差异较大，轻者表现为胸闷、心悸，甚至无症状，重者转化为暴发性心肌炎可能出现心源性休克、恶性心律失常，甚至猝死，但暴发性心肌炎早期病死率虽高，度过急性危险期后，长期预后良好。一项长达11年的随访研究显示，暴发性心肌炎生存率显著高于普通急性心肌炎（分别为93%和45%），长期生存率与普通人群几乎没有差异[12]。故临床医师应予以高度重视，尽早识别和预判，尽早实施全方位救治，严密监护，不轻易放弃，将最新抢救措施（如IABP、ECMO和CRRT等）应用到位，即“以生命支持为依托的综合救治方案”实施救治，争分夺秒，以提高救治存活率，挽救患者生命。

参考文献

[1] Caforio A L P , Pankuweit S , Arbustini E ,et al.Current state of knowledge on aetiology, diagnosis, management, and therapy of myocarditis: a position statement of the European Society of Cardiology Working Group on Myocardial and Pericardial Diseases[J].*EUROPEAN HEART JOURNAL*, 2013, 34(33).

[2] 中华医学会心血管病学分会，中华心血管病杂志编辑委员会．中国成人暴发性心肌炎诊断和治疗指南[J]. 中华心血管病杂志，2024，52(1):10-33.

[3] Nagai, Toshiyuki et al. “JCS 2023 Guideline on the Diagnosis and Treatment of Myocarditis.” Circulation journal : official journal of the Japanese Circulation Society vol. 87,5 (2023): 674-754.

[4] Golpour A, Patriki D, Hanson PJ, McManus B, Heidecker B. Epidemiological Impact of Myocarditis[J]. *Clin Med*. 2021;10(4):603.

[5] Chauin A. The Main Causes and Mechanisms of Increase in Cardiac Troponin Concentrations Other Than Acute Myocardial Infarction (Part 1): Physical Exertion, Inflammatory Heart Disease, Pulmonary Embolism, Renal Failure, Sepsis[J]. *Vasc Health Risk Manag*. 2021;17:601-617.

[6] Pollack A, Kontorovich AR, Fuster V, Dec GW. Viral myocarditis—diagnosis, treatment options, and current controversies[J]. *Nat Rev Cardiol*. 2015;12(11):670-680.

[7] Association S of PM of CS of C of CM, Cardiology EB of CJ of, Myocarditis WG on A. Chinese expert consensus statement on clinical diagnosis and treatment of fulminant myocarditis in adults[J]. *Chin J Cardiol*. 2017;45(9):742-752.

[8] Marcusohn E, Barbara A, Epstein D, Massalha S, Zukermann R. Correlations between high sensitive troponin I and acute myocarditis extent in cardiac magnetic resonance imaging[J]. *Cardiovasc Med*. 2023;24(6):334.

[9] Schwuchow-Thonke S, Göbel S, Emrich T, et al. Increased C reactive protein, cardiac troponin I and GLS are associated with myocardial inflammation in patients with non-ischemic heart failure[J]. *Sci Rep*. 2021;11(1):3008.

[10] Brosilow S, Zaid WA, Maghen D, Khoury A, Aharonson D, Lorber A. Do quantitative levels of cardiac

troponin I implicate on severity of disease in children, adolescences, and young adults with acute myocarditis and myopericarditis?[J] *Cardiol Young*. 2023;33(11):2315-2318.

[11] Liu C, Wang Z, Chen K, et al. The absolute and relative changes in high-sensitivity cardiac troponin I are associated with the in-hospital mortality of patients with fulminant myocarditis[J]. *BMC Cardiovasc Disord*. 2021;21(1):571.

[12] McCarthy R.E. 3rd, Boehmer J.P., Hruban R.H., et al. Long-term outcome of fulminant myocarditis as compared with acute (nonfulminant) myocarditis[J]. *N Engl J Med*. 2000;342(10):690-695.

六、高敏肌钙蛋白在心房颤动患者中的应用

【疾病概述】

心房颤动（atrial fibrillation, Af）简称房颤，是指规则有序的心房电活动丧失，代之以快速无序的颤动波，导致心房电活动严重紊乱。这种无序的颤动使得心房失去了有效的收缩与舒张功能，进而心房泵血功能恶化或丧失。与此同时，房室结对快速的心房激动表现出递减传导的特性，这使得心室产生了极不规律的反应严重影响患者生活质量，显著增加死亡、脑卒中、心力衰竭和痴呆风险。本病例主要描述一位反复发作心房颤动患者入院后伴发肌钙蛋白升高逐步明确诊断的诊疗经过。

1. 诊疗过程

(1) 一般情况：女性，63 岁。

(2) 主诉：阵发性心悸 3 年，再发伴胸闷、气短 1 周。

(3) 现病史：患者 3 年前无明显诱因出现心悸，呈阵发性，无胸闷、胸痛，无头晕、头痛，曾于外院就诊，诊断为“阵发性心房颤动”，行心房颤动射频消融术，自诉术后恢复窦性心律。2 年前再发心悸，呈阵发性，性质同前，伴活动后胸闷，无胸痛，再次于该院就诊，诊断“心房颤动复发”，建议行二次手术，患者拒绝，予达比加群酯抗凝、琥珀酸美托洛尔控制心率治疗，自觉症状较前好转。1 周前劳累后再发心悸，伴胸闷、气短，于快步行走等运动后明显，休息后可逐渐缓解。就诊当日自觉心悸不适较前明显加重，持续不缓解，遂于我院门诊就诊，完善心电图提示“快室率心房颤动”，现为进一步诊治，收入我科。起病以来，神志清，精神欠佳，食欲、睡眠一般，二便正常。

(4) 既往史：高血压病史 10 余年。

(5) 个人史：否认吸烟、饮酒史。

(6) 入院查体：体温 36.5℃，脉搏 92 次 / 分，呼吸 16 次 / 分，血压 106/72mmHg。神志清，精神可，活动自如，全身皮肤黏膜无苍白、黄染，甲状腺未触及肿大，双肺呼吸音清，心律绝对不齐，第一心音强弱不等，心界不大，各瓣膜听诊区未闻及病理性杂音；腹平软，无压痛反跳痛，未触及腹部包块，肠鸣音正常，双侧病理征阴性，双下肢无水肿。

(7) 初步诊断：①心律失常。阵发性心房颤动 房颤射频消融术后；②高血压 3 级（很高危）。

(8) 实验室检查异常指标（表 3–28）及心电图（图 3–35）结果。

(9) 诊疗思路：患者反复发作心悸不适，既往有心房颤动发作病史，就诊当日早晨心悸较前明显加重，遂于我院门诊就诊，完善心电图提示快室率心房颤动，伴 hs-cTnI、NT-proBNP 异常升高，考虑心动过速导致，去乙酰毛花苷静脉滴注控制心率治疗，动态监测病情及心脏标志物变化，完善床旁超声心动图进行初步评估。

(10) 复查心脏标志物检测结果（表 3–29）及床旁超声心动图结果（图 3–36）。

(11) 患者床旁超声心动图提示双房增大，高敏肌钙蛋白 I 峰值不高且较前呈下降趋势，考虑心房颤动导致心肌损伤。为进一步明确心房颤动病因，拟完善相关检查评估冠状动脉情况。患者目前复查心电图结果（图 3–37）提示心率较前减慢但仍为心房颤动心律，冠状动脉 CTA 成像清晰度可能受限，拟择日行冠状动脉造影检查（图 3–38）评估冠状动脉情况。

患者冠状动脉造影提示右冠状动脉轻度狭窄，可排除该患者因缺血原因导致心房颤动发作。

(12) 最终诊断：①心律失常 阵发性心房颤动

表 3-28 实验室检查异常结果				
项 目	指 标	结 果	参考范围	结果标识
心脏标志物检测	高敏肌钙蛋白 I（hs-cTnI）	70ng/L	• 女＜15.3ng/L • 男＜31.3ng/L • 总体＜24.2ng/L	↑
	N 末端 B 型利钠肽前体（NT-proBNP）	2785pg/ml	0～125pg/ml	↑
余全血细胞计数、炎症标志物、肝功能、肾功能、凝血功能检测、甲状腺功能检测均未见异常				

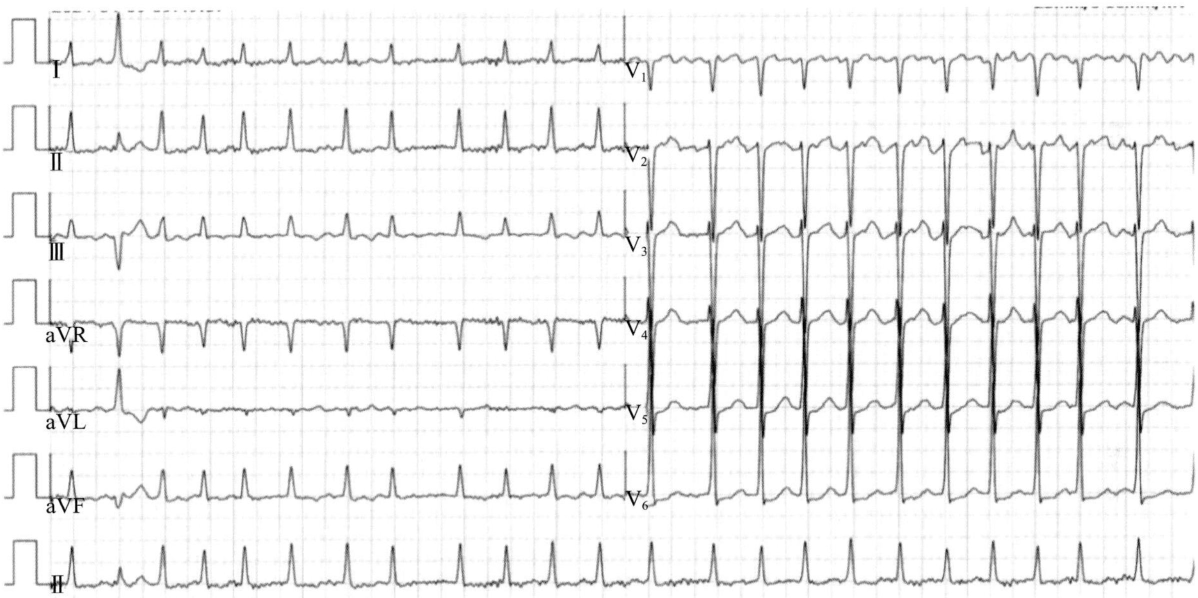

▲ 图 3-35 心电图显示，快室率心房颤动，偶发室性早搏，ST-T 段改变

表 3-29 实验室检查监测异常结果				
项 目	指 标	结 果	参考范围	结果标识
心脏标志物检测	高敏肌钙蛋白 I（hs-cTnI）	62ng/L	• 女＜15.3ng/L • 男＜31.3ng/L • 总体＜24.2ng/L	↑
	N 末端 B 型利钠肽前体（NT-proBNP）	1705pg/ml	0～125pg/ml	↑

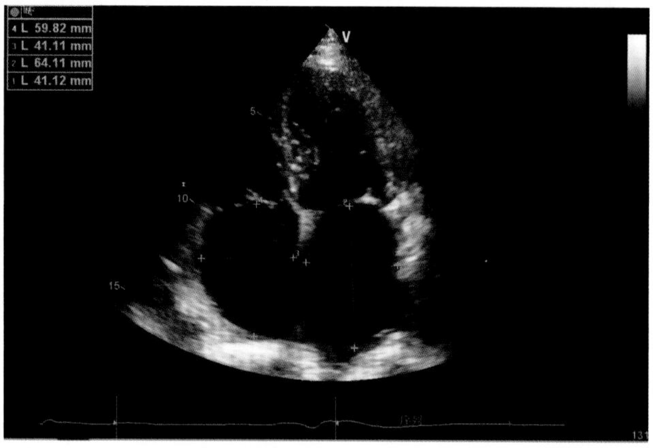

▲ 图 3-36　超声心动图：双心房增大（考虑心房颤动所致），主动脉瓣钙化伴少量反流，二尖瓣、三尖瓣少量反流，左心室收缩功能测值减低

心房颤动射频消融术后；②高血压病 3 级（很高危）；③冠状动脉粥样硬化。

2. 病例分析

患者因反复发作心悸不适入院，既往有心房颤动发作史，入院心电图提示快心室率心房颤动发作，考虑诊断为阵发性心房颤动。患者入院后 hs-cTnI 升高，予对症治疗控制心率后完善超声心动图未见室壁运动异常表现，复查 hs-cTnI 峰值不高且较前下降，考虑心动过速导致心肌发生损伤。为进一步评估心房颤动病因完善冠状动脉造影提示轻度狭窄，最终诊断心律失常、阵发性心房颤动。

【知识拓展】

心房颤动是一种极为普遍的心律失常。引起心房颤动的病因有多种，其中最常见的是基础性心脏病，如风湿性心脏瓣膜病、二尖瓣狭窄、高血压性心脏病、冠心病、心肌病等。还有一些心脏以外的原因也可以引起心房颤动，如慢性阻塞性肺疾病、甲状腺功能亢进、慢性贫血等。所以心房颤动伴高敏肌钙蛋白升高时提示患者可能合并潜在心血管问题，需完善相关检查进行心血管风险评估。大多数伴随心房颤动的脑卒中病例，都是由于左心房内的血栓脱落，进而引发脑动脉栓塞所致。因此，抗凝治疗成为心房颤动患者治疗中不可或缺的一环。然而，抗凝治疗往往伴随着出血风险的增加，而肌钙蛋白升高也是出血危险因素之一。所以临床医生在对心房颤动伴肌钙蛋白升高的患者进行抗凝治疗时，需完善动态监测肌钙蛋白变化，对其出血风险进行准确的评估，以确保治疗的安全与有效。

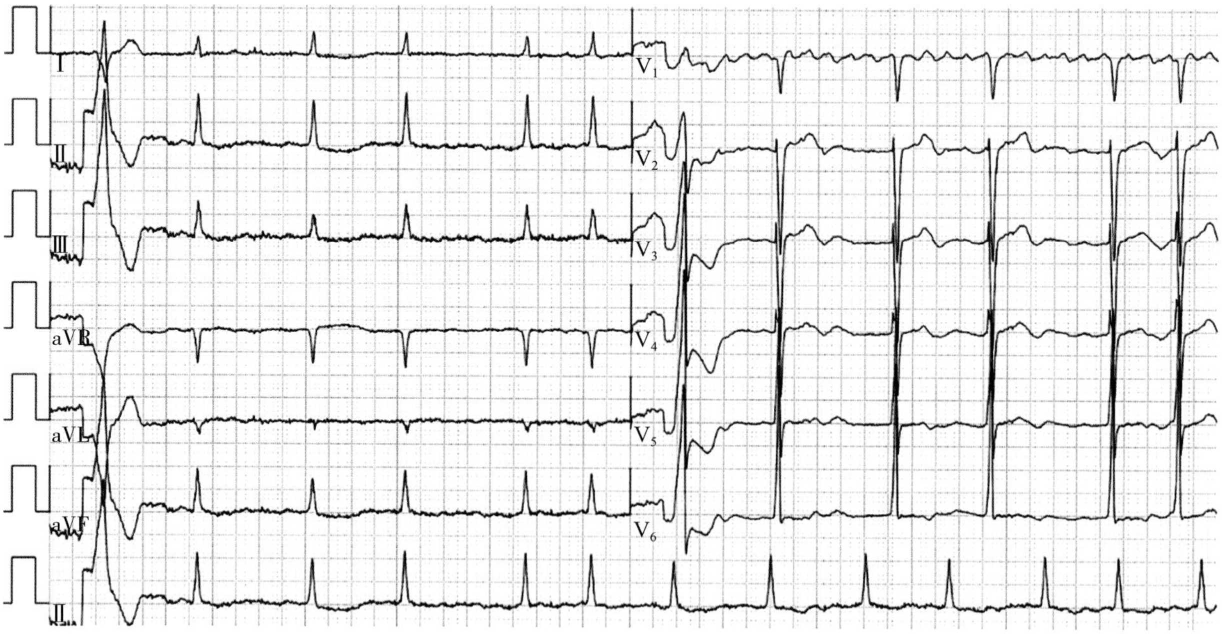

▲ 图 3-37　复查心电图

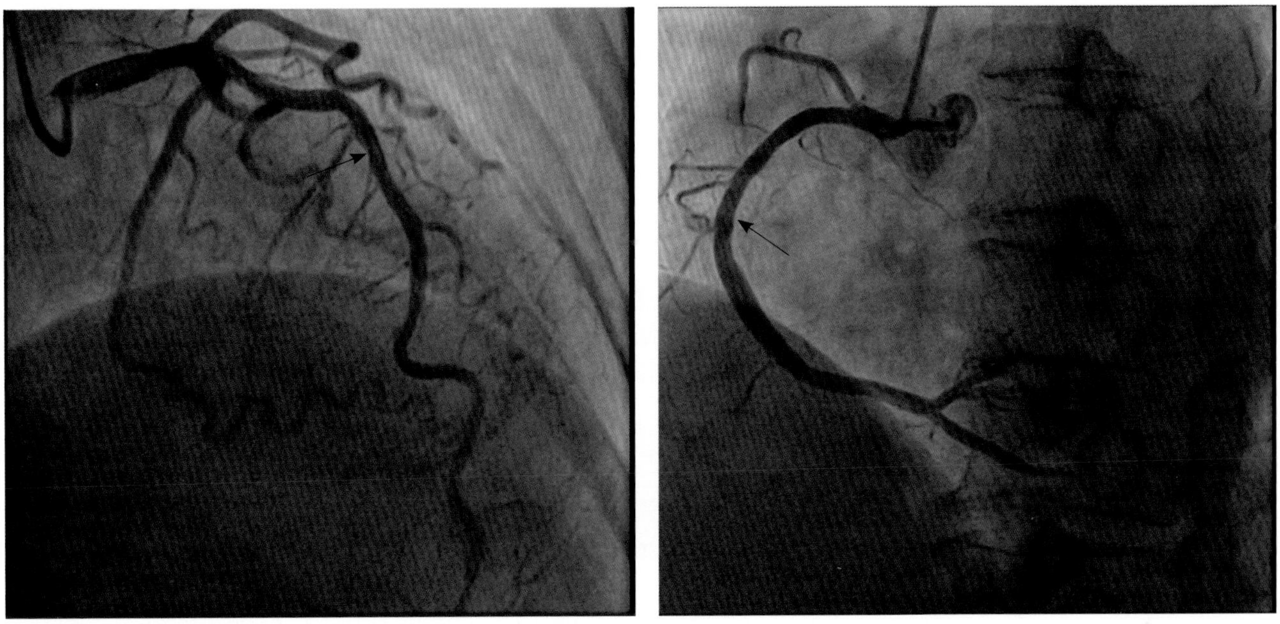

▲ 图 3–38 冠状动脉造影左主干未见明显狭窄，前降支中段狭窄约 30%，回旋支内膜光滑无狭窄，右冠状动脉近中段弥漫性狭窄约 30%

1. 临床诊疗

心房颤动患者最常见的症状为心悸、活动耐力下降和胸部不适，部分患者也可有头晕、焦虑及尿量增加等症状 [1]。血栓栓塞或心力衰竭等并发症也可能作为心房颤动的首发表现。心房颤动根据发作持续时间进行分类（表 3–30）。

心房颤动患者体格检查的典型体征包括心律绝对不齐、第一心音强弱不等、脉搏短绌等。患者就诊时应行全血细胞计数、血电解质、肝肾功能、凝血功能、甲状腺功能、肌钙蛋白或高敏肌钙蛋白、B 型利钠肽或 N 末端 B 型利钠肽原及合并疾病的相关实验室检查。心房颤动经心电图可确诊，心电图表现：① P 波消失，代之以不规则的、频率 350～600 次 / 分的颤动波（f 波）；② R-R 间期绝对不等。可通过经食管超声心动图（transesophageal echocardiography，TEE）监测左心房有无血栓形成。心房颤动是脑卒中的独立危险因素，故一旦确诊心房颤动需对患者进行脑卒中评分，根据 CHA_2DS_2-VAS_C-60 评分结果对合适的患者启动抗凝治疗 [2, 3]（表 3–31 和表 3–32）。

在启动抗凝治疗时，也应对潜在的出血风险进行充分评估。HAS-BLED 是目前应用最广泛的出血风险预测模型（表 3–33）[4]。HASBLED 评分≤2 分为低出血风险，评分≥3 分提示高出血风险（表 3–34）。出血评分高的患者仍可从抗凝治疗中显著获益，因此高出血风险评分不能作为使用口服抗凝药的禁忌 [5–7]。启动抗凝治疗前对出血危险因素的评价至关重要，并且出血风险是动态变化的，在抗凝治疗过程中需定期进行评估（表 3–35）。

启动抗凝治疗后还应考虑针对该患者启用节律控制和（或）室率控制治疗。安全有效的节律控制是心房颤动治疗的理想策略，越来越多的研究证据支持对于早期诊断心房颤动或心房颤动合并心衰的患者，应积极采取早期节律控制策略。早期节律控制策略可有效减少心房重构，预防高危人群的心房颤动相关死亡、心力衰竭、脑卒中，且在延缓心房颤动进展、减少心房颤动相关症状方面具有重要的潜在作用，应在更加广泛的心房颤动患者中积极应用。服用抗心律失常药物和导管消融是节律控制的主要方法。由于服用抗心律失常药物具有良好的可接受性，在转复心

表 3-30 心房颤动的分类

临床分类	定 义
阵发性心房颤动	心房颤动持续时间短于 7 天
持续性心房颤动	心房颤动持续时间 7 天及以上
持久性心房颤动	心房颤动持续时间超过 1 年
永久性心房颤动	转复并维持窦性心律可能性小，心房颤动持续 10～20 年以上，心电图显示近乎直线的极细小 f 波；或者心脏磁共振成像显示左心房纤维化面积占左心房面积的 30% 以上

表 3-31 CHA_2DS_2-VAS_C-60 评分

项 目	危险因素	说 明	分 值
C	充血性心力衰竭	包括 HFrEF、HFmrEF、HFpEF 及左心室收缩功能障碍（LVEF 小于 40%）	1
H	高血压	高血压病史，或目前血压≥140/90mmHg	1
A_2	年龄≥65 岁	亚洲心房颤动患者≥65 岁	2
D	糖尿病	包括 1 型和 2 型糖尿病，病程越长，脑卒中风险越高	1
S_2	脑卒中	既往卒中，短暂性脑缺血发作或体循环栓塞，包括缺血性和出血性脑卒中	2
V	血管疾病	包括影像证实的冠心病或心肌梗死病史、外周动脉疾病（外周动脉狭窄≥50% 或行血运重建）、主动脉斑块	1
A	年龄 60—64 岁	亚洲心房颤动患者 60—64 岁	1
S_C	性别（女性）	脑卒中风险的修正因素，但不是独立危险因素	1

表 3-32 心房颤动卒中风险评估及抗凝治疗

建 议	推荐等级	证据级别
CHA_2DS_2-VAS_C-60 评分 0～1 分的男性或 0～2 分的女性心房颤动患者应至少每年评估 1 次血栓栓塞风险	Ⅰ	C
建议使用 CHA_2DS_2-VAS_C-60 评分评估患者的血栓栓塞风险	Ⅰ	B
CHA_2DS_2-VAS_C-60 评分≥2 分的男性或≥3 分的女性心房颤动患者应使用口服抗凝药	Ⅰ	B
CHA_2DS_2-VAS_C-60 评分为 1 分的男性或 2 分的女性心房颤动患者，在结合临床净获益和患者的意愿后应考虑使用口服抗凝药	Ⅱa	B
CHA_2DS_2-VAS_C-60 评分为 0 分的男性或 1 分的女性心房颤动患者不应以预防脑卒中为目的使用口服抗凝药	Ⅲ	C

表 3–33 HAS-BLED 评分

临床特点	计 分	说 明
未控制的高血压（H）	1	定义为收缩压＞160mmHg
肝肾功能异常（各 1 分）（A）	1 或 2	肝功能异常定义为肝硬化或胆红素＞2 倍正常上限，AST/ALT/ALP＞3 倍正常上限；肾功能异常定义为透析或肾移植或血清肌酐＞200μmol/L
脑卒中（S）	1	包括缺血性卒中和出血性卒中
出血（B）	1	出血史或出血倾向（既往大出血、贫血或严重血小板减少）
INR 值易波动（L）	1	INR 不稳定或过高，或在治疗窗内的时间＜60%
老年（E）	1	年龄＞65 岁
药物或过量饮酒（各 1 分）（D）	1 或 2	药物指合并应用抗血小板药物或非甾体类抗炎药物，过量饮酒是指乙醇摄入量＞112 克 / 周

表 3–34 抗凝治疗出血危险因素

危险因素分类	举 例
不可纠正危险因素	年龄＞65 岁、既往大出血史、严重肾功能不全（透析或肾移植）、严重肝功能不全（肝硬化）、恶性肿瘤、遗传因素（如 *CYP2C9* 基因多态性）、既往卒中、脑小血管病等、糖尿病、认知障碍、痴呆
部分可纠正危险因素	极度衰弱伴或不伴跌倒风险、贫血、血小板计数减低或功能不良、肾功能损害（肌酐清除率＜60ml/min）、肝功能损害、使用维生素 K 拮抗药治疗时的管理质量低
可纠正危险因素	高血压、联合使用抗血小板药物 / 非甾体抗炎药、过量饮酒、口服抗凝药依从性差、肝素桥接治疗、TTR ≤ 70%（INR 目标值 2.0～3.0）、OAC 种类和剂量选用不合理
生物标志物	生长分化因子 –15 升高、胱抑素 C/CKD-EPI 升高、高敏肌钙蛋白升高、von Willebrand 因子 (及其他凝血因子) 水平低

注：TTR 为目标范围内的时间百分比，CKD-EPI 为慢性肾脏病流行病学合作研究公式

表 3–35 抗凝出血风险评估

建 议	推荐等级	证据级别
抗凝治疗起始和抗凝过程中应定期评估出血风险，及时发现并干预可纠正的出血危险因素	Ⅰ	C
建议使用 HAS-BLED 评分系统评估出血风险，评分≥3 分为高出血风险	Ⅱa	C
在无抗凝绝对禁忌证的情况下，高出血风险不能作为启用 OAC 预防卒中的禁忌证	Ⅲ	B

房颤动心律、改善症状方面作用确切，是长期以来国内外心房颤动指南推荐用于改善症状的一线治疗手段。相比口服抗心律失常药物，导管消融可显著降低心房颤动复发风险，减少因心血管并发症住院率[8-13]。以导管消融作为阵发性心房颤动的一线治疗在减少有症状的心房颤动复发、改善生活质量方面明显优于抗心律失常药物[9]。研究证实，导管消融在延缓阵发性心房颤动向持续性心房颤动进展方面效果优于抗心律失常药物[14, 15]。心房颤动的心室率控制策略包括严格的心室率控制（静息心率≤80 次 / 分，中等强度运动时心率＜110 次 / 分）和宽松的心室率控制（中等强度运动时心率＜110 次 / 分）。RACE Ⅱ研究入选了 614 例永久性心房颤动患者，其中 34.8% 合并心衰［NYHA 分级 Ⅱ～Ⅲ级］，该研究发现宽松心室率控制的主要复合终点（死亡、住院率、脑卒中、出血和恶性心律失常）不劣于严格心室控制[16]。因此，心房颤动患者的初始心室率控制目标可设定为静息心率＜110 次 / 分，若患者症状不能缓解，则考虑进行更严格的心室率控制（图 3-39）。

2. 流行病学

我国大规模流行病学调查显示，2003 年 35—85 岁人群中心房颤动患病率为 0.61%[17]，2012—2015年35岁以上人群中心房颤动患病率为0.71%[18]。2014—2016 年我国 45 岁以上人群的心房颤动患病率为 1.8%，心房颤动患者的患病率随着年龄的增长而升高，属于增龄性疾病。在 75 岁以上人群中，男性和女性的患病率分别为 5.4% 和 4.9%[19]。

3. 心肌损伤机制

目前有以下几种机制可能导致心肌损伤：①在心房颤动发生过程中，心房的不规则收缩可能导致心房壁的张力增加，从而加重心房肌细胞的负担，增加心肌的压力和张力，可能导致心肌细胞损伤和死亡，进而释放肌钙蛋白；②心房颤动患者常常伴随有心血管疾病，如冠心病等，这可能导致心肌缺血。心肌缺血会引起心肌细胞的损伤和坏死，进而导致肌钙蛋白的释放增加；③心房颤动可能伴随有心房扩张，心房扩张会引起心房肌细胞伸张，增加心房的压力和负荷。心房扩张会引起心房肌细胞的伸张，导致肌钙蛋白的释放增加；④心房颤动可能导致炎症反应的发生，而炎症反应可能损伤心肌细胞，导致肌钙蛋白的释放增加。

4. 结果解读

房颤患者伴高敏肌钙蛋白升高需明确高敏肌钙蛋白升高原因，完善心电图、超声心动图，根据患者情况进行冠状动脉血管评估是否因缺血导致房颤发生，或者因冠脉狭窄导致心动过速时出现冠脉氧的供需不平衡从而引起心肌缺血出现肌钙蛋白升高，待排除冠脉问题后可考虑为心动过速导致的心肌损伤。

5. cTn 的检测意义

一项关于心房颤动患者中肌钙蛋白水平与不良结局关联的研究，通过检索多个数据库，筛选符合标准的研究进行 Meta 分析，包括了评估心房颤动患者中心肌肌钙蛋白水平与心血管事件、死亡等不良结局关系的研究。结果显示，在心房颤动患者中，心肌肌钙蛋白水平升高与心血管事件（如心肌梗死、心力衰竭、脑卒中）和全因死亡的发生率增加相关。心肌肌钙蛋白水平与不良结局的风险呈现出剂量 – 反应关系[20]。一项利用了欧洲心脏研究协会（ESC）– 欧洲心脏律动协会（EHRA）心房颤动（AF）总体长期登记表（EORP）的数据，对真实世界展开研究，通过分析患者的心房颤动患病情况和 cTn 水平，来评估其对不良结局的风险。该研究得出心房颤动患者中高 cTn 水平与不良结局的风险增加相关，提示 cTn 水平可能作为心房颤动患者预后的重要指标（图 3-40）。这一结论对于诊断和管理心房颤动患者具有重要的临床意义[21]。

【专家点评】

心房颤动可能源于原发的心血管疾病，并且会导致脑血管疾病发生的风险显著增加。对于心房颤动患者，要检测肌钙蛋白变化，若伴有肌钙蛋白水平上升，这不仅可能暗示着潜在未被发现

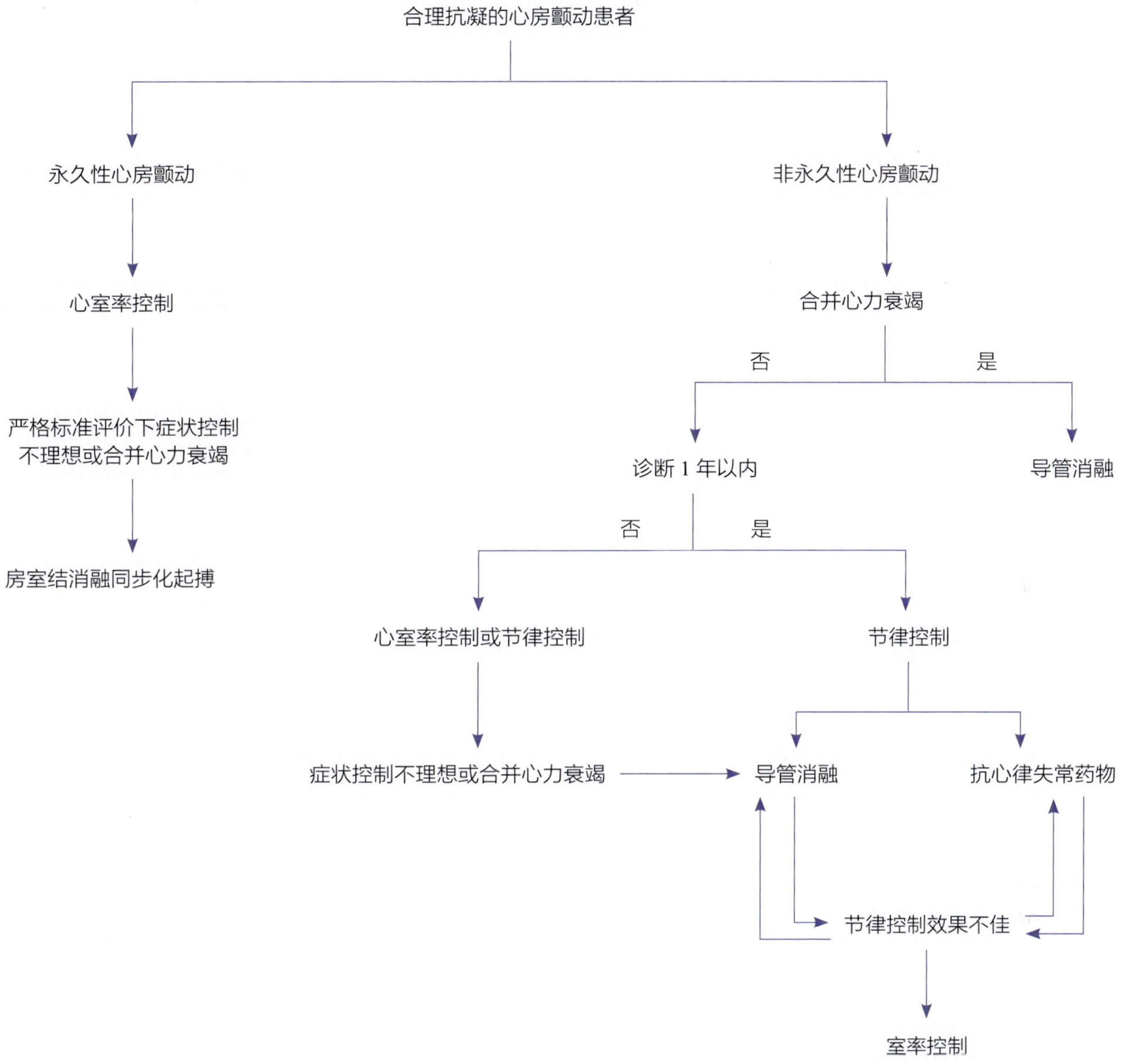

▲ 图 3–39　心房颤动患者心室率控制及节律控制策略流程

的心血管疾病，还是抗凝治疗中出血风险的一个相关因素。更重要的是，肌钙蛋白的水平也可以作为评估心房颤动患者预后的一个重要指标。因此，临床医生在心房颤动发生初期就应进行肌钙蛋白的检测，这对于指导临床治疗策略及患者管理都至关重要。

参考文献

[1] Sgreccia D., Manicardi M., Malavasi V.L., et al. Comparing outcomes in asymptomatic and symptomatic atrial fibrillation: a systematic review and metaanalysis of 81, 462 patients[J]. *J Clin Med*, 2021, 10(17).

[2] van der Endt V, Milders J, Penning de Vries B, et al. Comprehensive comparison of stroke risk score performance: a systematic review and metaanalysis among 6 267 728 patients with atrial fibrillation[J]. *Europace*, 2022, 24(11): 17391753.

[3] Lip G.Y., Nieuwlaat R., Pisters R., et al. Refining clinical risk stratification for predicting stroke and thromboembolism in atrial fibrillation using a novel risk factorbased approach: the euro heart survey on atrial fibrillation[J]. *Chest*, 2010, 137(2): 263272.

[4] Pisters R., Lane D.A., Nieuwlaat R., et al. A novel userfriendly score (HASBLED) to assess 1year risk of major bleeding in patients with atrial fibrillation: the Euro Heart Survey[J].

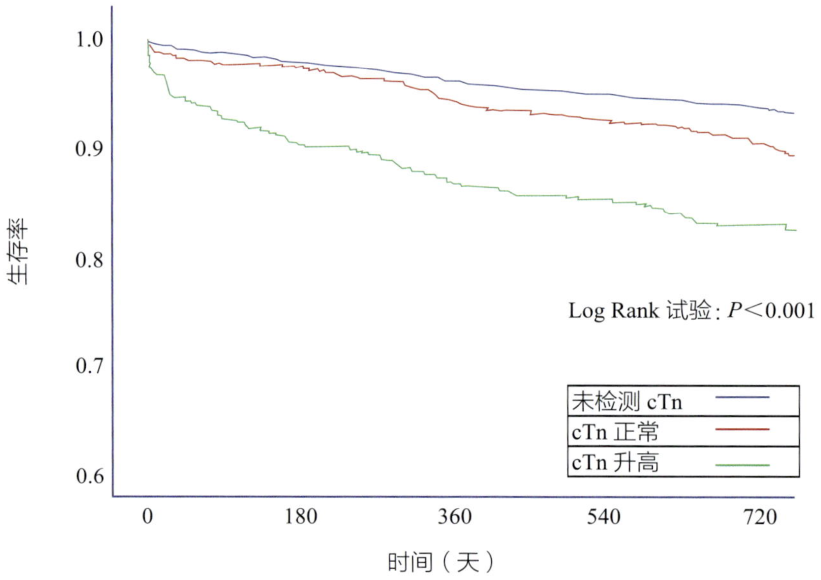

▲ 图3-40 **cTn水平与生存时间关系图**[21]

Chest, 2010, 138(5): 10931100.

[5] Lopes R.D., AlKhatib S.M., Wallentin L., et al. Efficacy and safety of apixaban compared with warfarin according to patient risk of stroke and of bleeding in atrial fibrillation: a secondary analysis of a randomised controlled trial[J]. *Lancet*, 2012, 380(9855): 17491758.

[6] Chao T.F., Chan Y.H., Tuan T.C., et al. Should oral anticoagulants still be prescribed to patients with atrial fibrillation with a single stroke risk factor but at high bleeding risk? A nationwide cohort study[J]. *Eur Heart J Qual Care Clin Outcomes*, 2022, 8(5): 588595.

[7] Bergmark B.A., Kamphuisen P.W., Wiviott S.D., et al. Comparison of events across bleeding scales in the ENGAGE AFTIMI 48 trial[J]. *Circulation*, 2019, 140(22): 17921801.

[8] Asad Z., Yousif A., Khan M.S., et al. Catheter ablation versus medical therapy for atrial fibrillation: a systematic review and metaanalysis of randomized controlled trials[J]. *Circ Arrhythm Electrophysiol*, 2019, 12(9): e007414.

[9] Turagam M.K., Musikantow D., Whang W., et al. Assessment of catheter ablation or antiarrhythmic drugs for firstline therapy of atrial fibrillation: a metaanalysis of randomized clinical trials[J]. *JAMA Cardiol*, 2021, 6(6): 697705.

[10] Khan S.U., Rahman H., Talluri S., et al. The clinical benefits and mortality reduction associated with catheter ablation in subjects with atrial fibrillation: a systematic review and metaanalysis[J]. *JACC Clin Electrophysiol*, 2018, 4(5): 626635.

[11] Monahan K.H., Bunch T.J., Mark D.B., et al. Influence of atrial fibrillation type on outcomes of ablation vs. drug therapy: results from CABANA[J]. *Europace*, 2022, 24(9): 14301440.

[12] Mark D.B., Anstrom K.J., Sheng S., et al. Effect of catheter ablation vs medical therapy on quality of life among patients with atrial fibrillation: The CABANA randomized clinical trial[J]. *JAMA*, 2019, 321(13): 12751285.

[13] Packer D.L., Mark D.B., Robb R.A., et al. Effect of catheter ablation vs antiarrhythmic drug therapy on mortality, stroke, bleeding, and cardiac arrest among patients with atrial fibrillation: The CABANA randomized clinical trial [J]. *JAMA*, 2019, 321(13): 12611274.

[14] Kuck K.H., Lebedev D.S., Mikhaylov E.N., et al. Catheter ablation or medical therapy to delay progression of atrial fibrillation: the randomized controlled atrial fibrillation progression trial (ATTEST) [J]. *Europace*, 2021, 23(3): 362369.

[15] Andrade J.G., Deyell M.W., Macle L., et al. Progression of atrial fibrillation after cryoablation or drug therapy[J]. *N Engl J Med*, 2023, 388(2): 105116. DOI: 10.1056/NEJMoa2212540

[16] Van Gelder I.C., Groenveld H.F., Crijns H.J., et al. Lenient versus strict rate control in patients with atrial fibrillation [J]. *N Engl J Med*, 2010, 362(15): 13631373.

[17] Zhou Z., Hu D. An epidemiological study on the prevalence of atrial fibrillation in the Chinese population of mainland China[J]. *Epidemiol*, 2008, 18(5):209216.

[18] Wang Z., Chen Z., Wang X., et al. The disease burden of atrial fibrillation in China from a national crosssectional survey[J]. *Am Cardiol*, 2018, 122(5): 793798.

[19] Du X, Guo L, Xia S, et al. Atrial fibrillation prevalence, awareness and management in a nationwide survey of adults in China[J]. *Heart*, 2021, 107(7): 535541.

[20] Fan Y, Zhao X, Li X, Li N, Hu X. Cardiac troponin and adverse outcomes in atrial fibrillation: A meta-analysis[J]. *Clin Chim Acta*. 2018;477:48-52.

[21] Vitolo M, Malavasi VL, Proietti M, et al. Cardiac troponins and adverse outcomes in European patients with atrial fibrillation: A report from the ESC-EHRA EORP atrial fibrillation general long-term registry[J]. *Eur J Intern Med*. 2022;99:45-56.

七、高敏肌钙蛋白在 Takotsubo 综合征患者中的应用

【疾病概述】

Takotsubo 综合征(Takotsubo syndrome, TTS)最早于 1990 年由 Sato 等命名，既往被称为“应激性心肌病”，是一种以可逆性左心室收缩功能障碍为特征的急性心力衰竭综合征，发病常先有躯体或情绪应激事件。Takotsubo 综合征患者常表现为突发的胸痛和(或)呼吸困难，临床症状与急性冠状动脉综合征颇为相似。虽然过去 Takotsubo 综合征常被视为是一种相对良性的自限性疾病，但近年来的研究提示 Takotsubo 综合征预后并不乐观。事实上 Takotsubo 综合征院内并发症的总体发生率与急性冠状动脉综合征相当。由此可见，临床医生提高对 Takotsubo 综合征的认识与防治水平尤为重要。本病例主要描述了一位 Takotsubo 综合征患者逐步完善检查明确诊断的过程。

1. 诊疗过程

(1) 一般情况：女性，54 岁。

(2) 主诉：突发胸痛 3 天。

(3) 现病史：患者 3 天前情绪激动后突发胸痛，表现为心前区刀绞样疼痛，程度较剧烈，向左上肢及背部放射，伴微汗、心悸、头晕及恶心并呕吐胃内容物数次，自觉呕吐后胸痛症状可略缓解，无气短，无发热、咳嗽、咳痰，无四肢乏力、水肿，无黑矇、晕厥，于其他医院就诊，行心电图检查后诊断考虑“急性冠状动脉综合征”，给予抗血小板聚集、降脂、稳定斑块等对症治疗后上述症状未见明显缓解，给予曲马多肌内注射止痛后胸痛症状明显缓解，但仍有心悸、呕吐症状。1 天前胸痛再发，身体前倾或蹲坐位时明显，程度较前减轻，无放射痛，无大汗，现为求进一步诊治而就诊，查高敏肌钙蛋白 I 为 200ng/L，心电图提示窦性心律、T 波改变、Q-T 间期延长。门诊拟“应激型心肌病？”住院治疗。发病以来，精神稍差，食欲差，睡眠不佳，小便正常，2 周前腹泻 1 次，为水样便，近期体重较前略减轻。

(4) 既往史：慢性胃炎病史，4 年前曾行胃息肉切除术，7 个月前曾行胃镜检查提示胃底黏膜下隆起；子宫肌瘤病史 5 年余，4 个月前行子宫及附件超声检查提示左侧附件区囊性团块。

(5) 个人史：否认吸烟、饮酒史。

(6) 入院查体：体温 36.5℃，脉搏 92 次 / 分，呼吸 16 次 / 分，血压 106/72mmHg。神志清，精神可，活动自如；全身皮肤黏膜无苍白、黄染，甲状腺未触及肿大；双肺呼吸音清，心律齐，心界不大，各瓣膜区未闻及病理性杂音；腹平软，无压痛反跳痛，未触及腹部包块，肠鸣音正常，双侧病理征阴性，双下肢无水肿。

(7) 初步诊断：①胸痛待查：冠状动脉粥样硬化性心脏病？心肌炎？ Takotsubo 综合征？

(8) 实验室检查异常指标(表 3-36)及心电图(图 3-41)。

(9) 诊疗思路：患者 3 天前情绪激动后突发胸痛不适，向左上肢及背部放射，于其他医院就诊考虑诊断急性心肌梗死，予抗血小板聚集、他汀降脂稳定斑块治疗等未见明显好转，予止痛治疗后较前减轻，于我院门诊就诊，完善高敏肌钙蛋白 I 200ng/L，心电图提示 T 波改变，胸痛原因不能除外与缺血有关；患者为中年绝经女性，胸痛出现在情绪激动后，心电图呈 T 波改变，Q-T 间期延长等变化，收治入院动态监测肌钙蛋白(表 3-37)，完善超声心动图(图 3-42)、冠状动脉造影及心室造影(图 3-43)、心脏磁共振(图 3-44)进行排查。患者 2 周前曾有腹泻症状，胸痛伴心肌损伤不能除外心肌炎可能，拟完善心肌炎病毒筛查等检验进一步排查。

(10) 患者因情绪激动诱发胸痛不适，入院后完善冠脉造影排除冠状动脉粥样硬化性心脏病，左心室造影、超声心动图、心脏 MRI 均提示 Takotsubo 综合征改变，心肌炎病原学检查均为阴性，最终诊断 Takotsubo 综合征。

(11) 最终诊断：① Takotsubo 综合征；②高脂血症。

2. 病例分析

患者为中年绝经女性，因情绪激动导致胸痛入院，予完善心电图提示 T 波改变，高敏肌钙蛋白 I 升高明显，不能除外急性心肌缺血、Takotsubo 综合征或心肌炎导致，进一步完善相关检查，冠状动脉造影正常可排除冠状动脉疾病，感染相关指标未见异常可排除急性心肌炎可能，超声心动图、左心室造影及心脏磁共振等影像学检查提示符合 Takotsubo 综合征表现，最后诊断 Takotsubo 综合征。

【知识拓展】

Takotsubo 综合征是一种由心理或身体层面

表 3-36　心脏标志物异常

项　目	指　标	结　果	参考范围	结果标识
心脏标志物检测	高敏肌钙蛋白 I（hs-cTnI）	200ng/L	• 女＜15.3ng/L • 男＜31.3ng/L • 总体＜24.2ng/L	↑

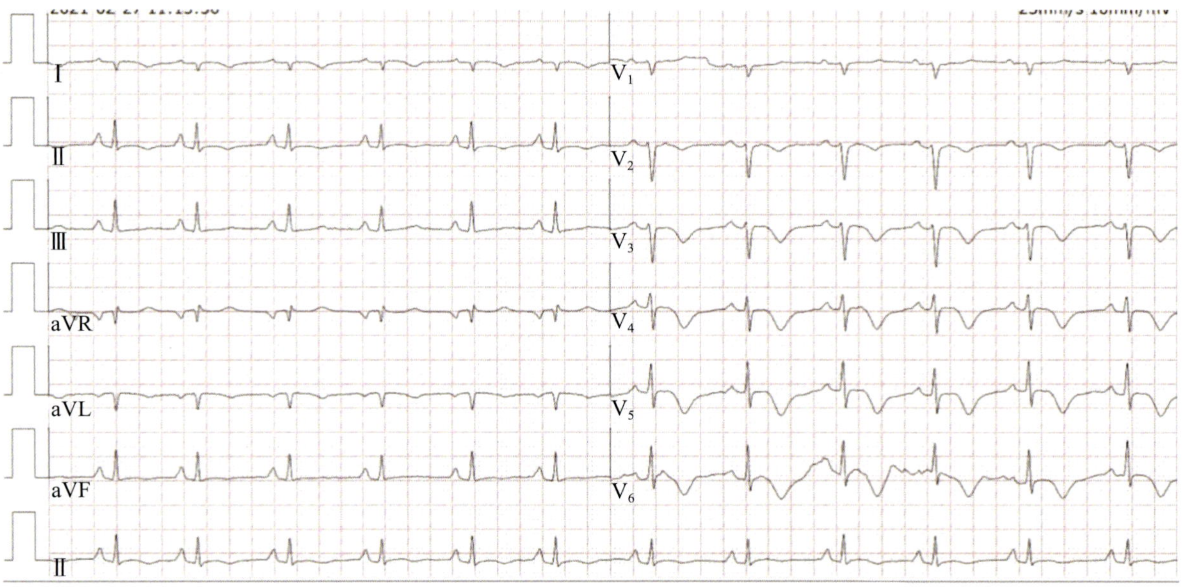

▲ 图 3-41　心电图显示窦性心律、T 波改变、Q-T 间期延长

表 3-37　实验室检查指标

项　目	指　标	结　果	参考范围	结果标识
心脏标志物检测	高敏肌钙蛋白 I（hs-cTnI）	165ng/L	• 女＜15.3ng/L • 男＜31.3ng/L • 总体＜24.2ng/L	↑
	N 末端 B 型利钠肽前体（NT-proBNP）	2323pg/ml	0～125pg/ml	↑
血脂分析	低密度脂蛋白（LDL-C）	3.44mmol/L	0～3.37mmol/L	↑
余全血细胞计数、炎症标志物、红细胞沉降率、甲状腺功能、电解质均无异常				

超声所见：

主动脉窦部 27mm　　升主动脉 23mm　　肺动脉　17mm
左房（前后径 / 横径）24mm/28mm　　左室内径（舒张末期 / 收缩末期）41mm/24mm
室间隔厚度 8mm　　左室后壁 8mm　　右房横径 28mm　　右室横径 14mm
二尖瓣水平 M 型超声测量基底段：LVEF 72%　FS 41%
Biplane Simpson 法测量左心功能：EDV 46ml　ESV 23ml　SV　23ml EF　49%　HR　86 BPM
主动脉瓣口 PSV　1.10 m/s　　肺动脉瓣口 PSV 0.79m/s
二尖瓣口 E 峰 /A 峰　0.67 /0.76m/s　二尖瓣环 e'(间隔 / 侧壁) 0.04/0.06m/s　　平均 E/e'=13

（1）心房正位，心室右袢。各心腔大小及大血管内径正常。
（2）室间隔与左室壁厚度正常，心肌回声正常，左室壁向心运动不协调，自乳头肌水平至心尖部运动幅度减弱，收缩期室壁增厚率减低，左室各壁基底段收缩幅度呈代偿性增强改变。左心每搏输出量小 (SV=23ml)。
（3）组织频谱多普勒显示：二尖瓣环间隔 e'< ā '，侧壁 e'<a'。
（4）房、室间隔未见明显中断，大血管间未见异常通道。
（5）各瓣膜形态、结构、启闭运动未见明显异常。
（6）多普勒检查：收缩期三尖瓣探及少量反流信号，反流束峰值流速约 2.07m/s，PG 17mmHg：余瓣膜未探及异常彩色血流信号。
（7）心包腔内可见无回声区，左室后壁后深径 7mm，右室前壁前深径 6mm，右房顶部深径 6mm，右室外侧深径 8mm，透声良好

▲ 图 3-42　超声心动图：左心室壁自乳头肌至心尖部运动减弱，基底段运动代偿性增强，左心室整体收缩功能减低，心输出量小，左心室舒张功能减低，考虑左心室心肌运动不同步，结合病史不除外应激性心肌病变，心包少量积液

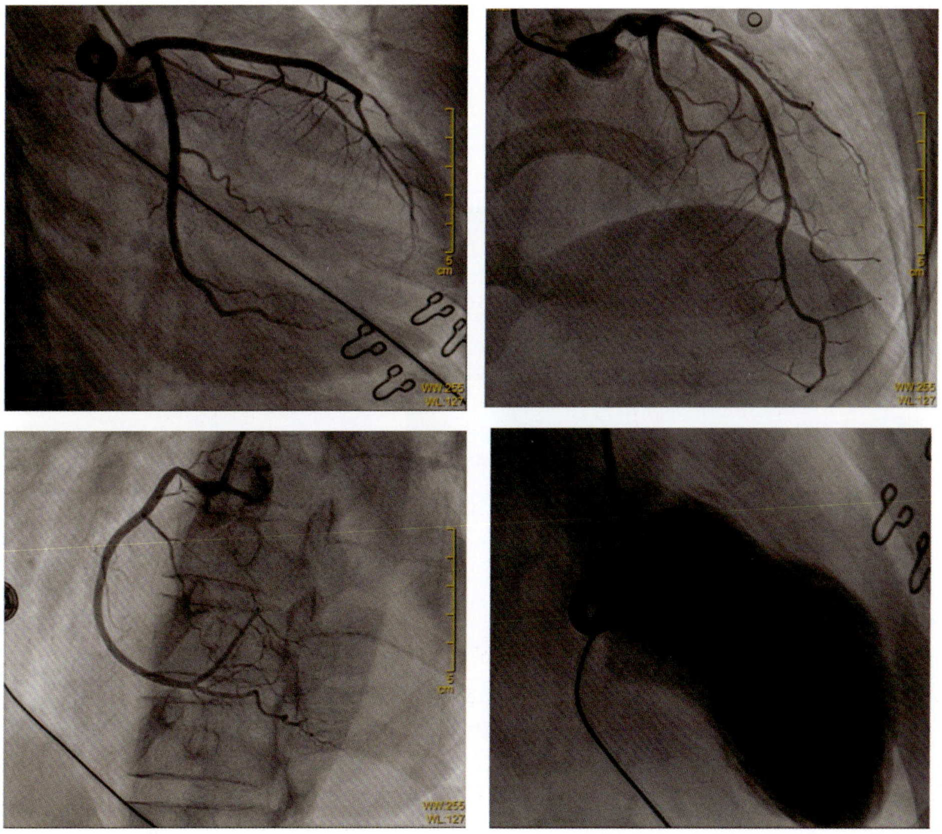

▲ 图 3-43　冠状动脉及左心室造影：冠状动脉未见明显狭窄，左心室造影可见心尖部心室肌活动减弱，左心室中部收缩期可见一环状收缩区，符合 Takotsubo 综合征表现

强烈刺激所触发的疾病，患者在发病前往往经历了明显的心理或身体应激，如亲人的离世或重大手术等，故被称为应激性心肌病。典型影像学表现为左心室前间隔及心尖部运动障碍形成“气球样变”，伴有基底段代偿性运动增强，且此改变并非冠状动脉阻塞所致。近年来发现 Takotsubo 综合征也可表现为左心室其他部位及右心室受累。这种疾病仅伴有暂时性的影像学改变和心电图异常，而且患者在发病时常常因为胸痛和喘息症状而被紧急送入医院。由于 Takotsubo 综合征患者发病症状与急性冠状动脉综合征、急性左心力衰竭及扩张型心肌病等的症状高度相似，因此患者极易被误诊。Takotsubo 综合征患者更具特色的是，因左心室造影检查显示出心底部圆形、颈部细窄的形态，与日本人用来捕捉章鱼的瓶子颇为相似，因此该病也被形象地命名为“章鱼篓心肌病”（图 3–44）。2015 年经欧洲心脏病协会发表声明正式更名为 Takotsubo 综合征。

1. 临床诊疗

Takotsubo 综合征最常见的症状为急性应激事件后出现胸痛和呼吸困难（分别占 76% 和 47%），易与急性冠状动脉综合征相混淆导致误诊。此外，还可以表现为晕厥、缓慢或快速型心律失常等[1-2]。部分 Takotsubo 综合征患者还可能会出现由其并发症引起的症状，如急性心力衰竭、肺水肿、心源性休克或心搏骤停等[3]。现在 Takotsubo 综合征尚无统一的诊断标准，国际 InterTAK 工作组于 2018 年建立了 InterTAK 诊断标准，提出表现为 ST 段抬高的患者应紧急冠状动脉造影和左心室造影，以排除急性心肌梗死；而对于心电图表现为非 ST 段抬高的患者，可以考虑使用 InterTAK 诊断流程（图 3–45）[4]。InterTAK 诊断评分包括女性、情绪触发、躯体触发、不存在 ST 段压低（aVR 导联除外）、精神障碍、神经系统障碍和 Q–T 间期延长 7 个变量，对 Takotsubo 综合征与 ACS 有较好的区分价值[5]。InterTAK 评分＜30 分的患者预测患病概率＜1%，＞70 分患者概率约为 90%[5]。因此，对于评分≤70 分的心电图为非 ST 段抬高患者，建议继续完善冠状动脉造影检查，而 Inter TAK 评分 >70 分的患者

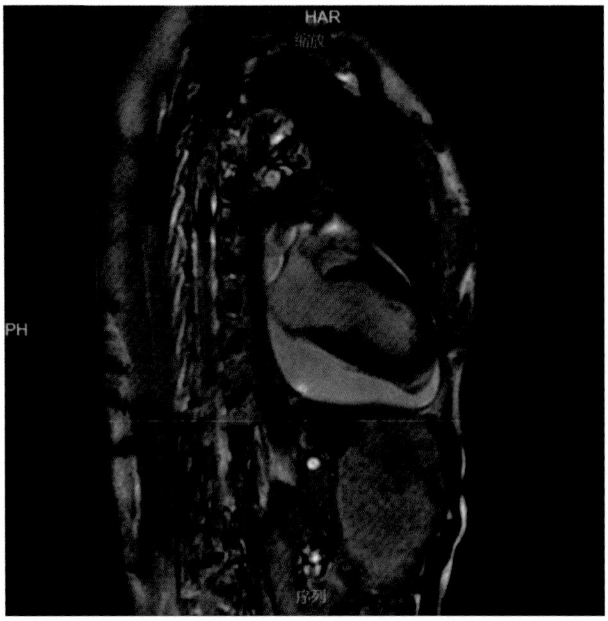

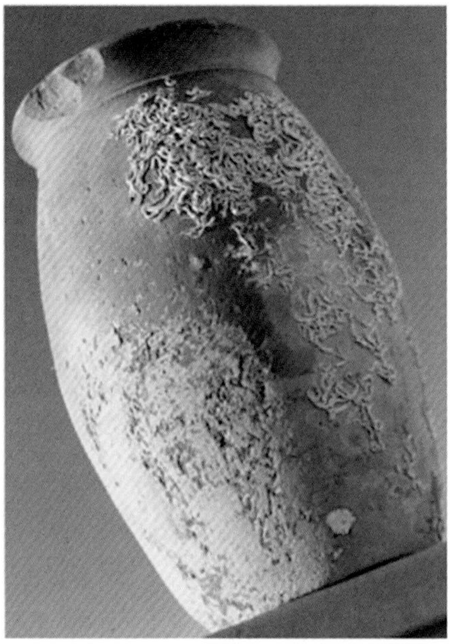

▲ 图 3–44　心脏磁共振：左心室心尖部少许水肿，运动幅度略减弱，基底段运动增强，符合 **Takotsubo** 综合征（引自参考文献 **[4]**）

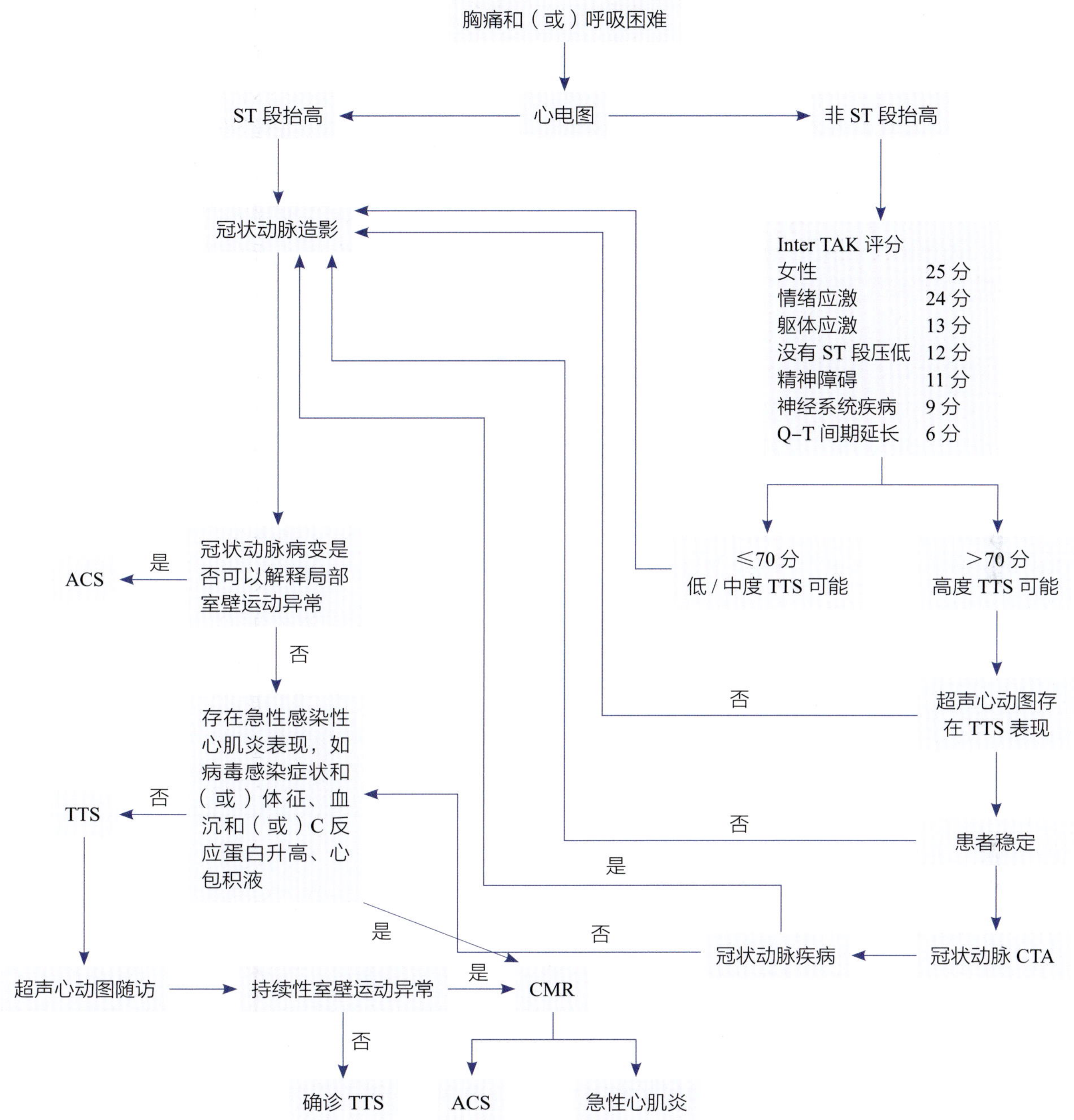

▲ 图 3-45　**InterTAK 工作组提出的应激性心肌病的诊断流程**

CMR. 心脏磁共振；ACS. 急性冠状动脉综合征；TTS. Takotsubo 综合征；CTA. CT 血管造影

应考虑完善经胸超声心动图检查，筛查是否存在心尖部、室中部或基底部球样扩张等 Takotsubo 综合征的特征性表现[4]。Takotsubo 综合征患者发病时心电图通常表现出急性动态变化，类似于 ACS。第一阶段，最常见的异常是 ST 段抬高、T 波倒置和左束支传导阻滞。ST 段抬高和 T 波倒置广泛存在，可能不在某个特定区域[6]。第二阶段包括渐进性深 T 波倒置和 Q-T 间期延长，通常在发病的 1～3 天内发生，2～6 天达到高峰。第三阶段是 T 波和 QTc 的变化，在随后数周或数月内逐渐消失[7]。心肌收缩功能的正常化发生在持久性心电图异常之前，这与缺血性心肌损伤恢复血流后收缩功能和心电图同时恢复形成鲜明对比。在出现 ST 段抬高的患者中，与急性心肌梗死患者相比，抬高的程度更细微或电压更低[8]。Q 波也可能急性发生，并随着 R 波的重新出现而迅速消失。超声心动图是辅助诊断 Takotsubo 综合征的首选影像学方法，有助于观察室壁运动异常的部位、范围及严重程度，还有助于识别并发症，包括左心室血栓形成、二尖瓣反流和继发于基底部运动亢进的左心室流出道梗阻等[9-11]。Takotsubo 综合征在心脏磁共振（cardiac magnetic resonance，CMR）表现的重要特征之一是严重的心肌水肿，可能由炎症、心肌壁应力增加及短暂性缺血所致，可持续 3 个月[12]。CMR 可以准确评估心肌水肿、纤维化程度，有助于与急性心肌梗死和心肌炎区分诊断，同时心脏磁共振还提供了对右心室受累的可靠评估、左右心室血栓的识别[12-13]。因此，欧洲心血管影像学会和日本超声心动图学会的联合共识文件建议，所有可疑 Takotsubo 综合征患者均应行 CMR 检查[10]。

2. 流行病学

目前，Takotsubo 综合征的发病率逐渐增加，其可能与现代生活压力大及临床心脏病学界对该病认识的不断加深有关。Takotsubo 综合征占疑似 ACS 患者的 1%～3%[14]，其中女性占 5%～6%[15]。由于没有考虑 Takotsubo 综合征就医前心脏性猝死的因素，该比例可能被低估，特别是合并冠状动脉疾病的群体。随着人们对 Takotsubo 综合征认识的不断提高、早期冠状动脉造影的普及，Takotsubo 综合征现在被更频繁地识别出来。国外研究显示，Takotsubo 综合征可以发生在任何年龄组，其特征是影响绝经女性，50 岁以上女性占 80%～90%，50 岁以下约占 10 %。年轻患者更可能是男性，或者有非典型 Takotsubo 综合征，同时有较少的并发症。

3. 心肌损伤机制

(1) 肾上腺素能假说：内源性肾上腺素激增是最成熟的 Takotsubo 综合征发病机制的理论，大量证据表明，交感神经系统活动增强及儿茶酚胺大量释放，在 Takotsubo 综合征的发病机制中起到核心作用。在儿茶酚胺分泌过多的疾病及急性中枢神经系统损伤，如嗜铬细胞瘤、蛛网膜下腔出血或脑卒中等疾病发生时 Takotsubo 综合征常见[16, 17]。β 受体亚型在左心室心肌分布中存在梯度差异，即基底部以 β_1 受体为主，心尖部的 β_2 受体密度更高[18]。在生理水平的儿茶酚胺作用下，β_2 受体通过激活型 G 蛋白介导心肌收缩力增强，但在过量儿茶酚胺作用下，β_2 受体会通过抑制性 G 蛋白介导负性肌力作用，导致心尖部心肌运动明显减弱，形成经典的“心尖球形变”特征[17-20]。

(2) 脑－心轴学说：对一些患者来说，心理压力是导致 Takotsubo 综合征的主要诱因。超过 50% 的 Takotsubo 综合征患者伴有神经、精神疾病，神经系统疾病引起的心脏功能障碍即“神经源性应激性心肌病”被归类为神经源性心肌顿抑，是 Takotsubo 综合征的另一重要机制[6]。有 20%～30% 的患者在神经系统损伤后会出现短暂的左心室收缩功能障碍[21]。研究发现，Takotsubo 综合征患者在与应激相关的大脑边缘系统区域（如海马体、杏仁核、扣带回和岛叶等区域）出现神经元连接改变，这些边缘系统区域对调节机体情绪反应和自主神经系统功能很重要[22]。当出现诱发因素时，Takotsubo 综合征易感者对诱发因素作出适当反应的能力可能会减弱，在此基础上交感神经系统和副交感神经系统失衡会导致患者发生严重心肌功能障碍和心肌损伤，促使 Takotsubo 综合征发生[23]。

(3) 冠状动脉微血管功能障碍：微血管功能障碍和反应性受损似乎是 Takotsubo 综合征的特征。绝经后女性患有与年龄相关和雌激素缺乏相关的冠状动脉血管舒缩功能障碍，这可能部分解释绝经后女性高发 Takotsubo 综合征的原因。Takotsubo 综合征患者存在可逆性的微循环功能障碍，这可能是由血管收缩介质（如内皮素、儿茶酚胺和活性氧）引起的[24-26]。在诱因作用下，患者血液儿茶酚胺水平显著增高，引起冠脉微循环障碍，心肌暴露于高儿茶酚胺微环境中，通过肾上腺素能受体的作用，引起心肌供需氧失衡及随后的急性组织缺氧，最终引起左心室功能障碍[27]。

4. 结果解读

Takotsubo 综合征患者的肌钙蛋白变化与 ACS 患者存在较大差异。发病初期，绝大多数患者的肌钙蛋白升高，但随后肌钙蛋白升高幅度远低于 ACS 患者[6]。同时与 ACS 患者不同，该病患者 NT-proBNP 和 BNP 水平升高更明显，并在症状发作后 24～48h 达到峰值，这种差异有助于区分 Takotsubo 综合征和 ACS[28]。

5. cTn 的检测意义

一项针对 Takotsubo 综合征的注册研究显示，当患者初次测量的肌钙蛋白值超出正常范围的 10 倍以上时，这高度预示患者面临心脑血管不良事件的发生风险更高。这些不良事件包括但不限于全因死亡、脑卒中、短暂性脑缺血发作及心肌梗死，对患者的健康构成严重威胁（图 3–46）[6]。

【专家点评】

以前 Takotsubo 综合征被认为是一种良性疾病，但近期研究表明，约 1/5 的 Takotsubo 综合征患者在急性期发生血流动力学障碍和电生理不稳定，心源性休克的发生率和死亡率与 ACS 患者相当。此外，Takotsubo 综合征也有复发风险，约有 5% 的患者会在首次发作后 3 周到 3.8 年复发。高龄、男性、糖尿病病史、肺部疾病病史和慢性肾脏病是 Takotsubo 综合征复发的独立危险因素。目前，对 Takotsubo 综合征的发病机制、流行病学、诊断和治疗仍在探索中。对于临床医生而言，提高对该疾病诊断的准确性、规范该疾病治疗、积极改善患者预后、降低复发等，均至关重要。hs-cTnI 和冠状动脉造影检测对准确诊断 Takotsubo 综合征也起关键作用。

参考文献

[1] ElBattrawy I., Cammann V.L., Kato K., et al. Impact of atrial fibrillation on outcome in takotsubo syndrome: data from the international takotsubo registry[J]. *Am Heart Assoc*, 2021, 10(15):e014059.

[2] Stiermaier T, Rommel K.P., Eitel C, et al. Management of arrhythmias in patients with takotsubo cardiomyopathy: is the implantation of permanent devices necessary? [J]. *Heart Rhythm*, 2016, 13(10):19791986. DOI: 10.1016/j.hrthm.2016.06.013.

[3] ElBattrawy I, Santoro F, Stiermaier T, et al. Incidence and clinical impact of right ventricular involvement (biventricular ballooning) in takotsubo syndrome: results from the GEIST registry[J]. *Chest*, 2021, 160(4): 14331441.

[4] Ghadri J.R., Wittstein I.S., Prasad A., et al. International expert consensus document on takotsubo syndrome (part I): clinical characteristics, diagnostic criteria, and pathophysiology[J]. *Eur Heart J*, 2018, 39(22):20322046.

[5] Ghadri J.R., Cammann V.L., Jurisic S., et al. A novel clinical

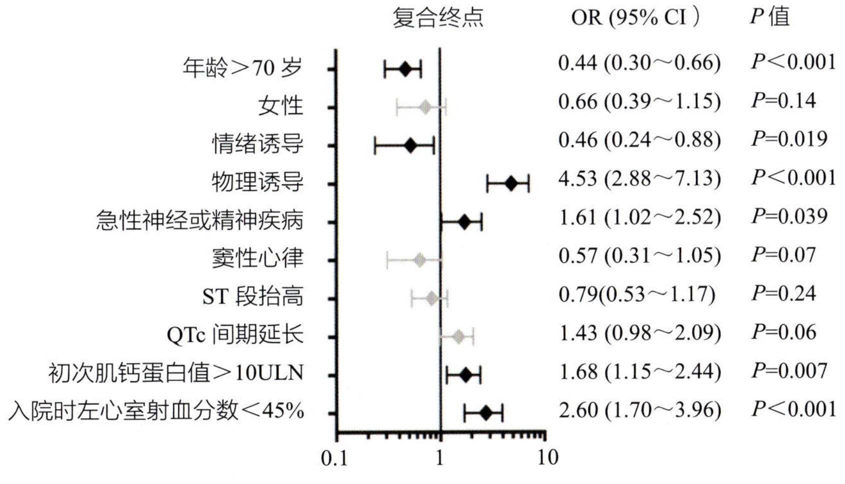

▲ 图 3–46 检查结果与终点事件的相关性[6]

score (InterTAK diagnostic score) to differentiate takotsubo syndrome from acute coronary syndrome: results from the International Takotsubo registry[J]. *Eur J Heart Fail*, 2017, 19(8): 10361042.
[6] Templin C., Ghadri J.R., Diekmann J., et al. Clinical features and outcomes of takotsubo (stress) cardiomyopathy[J]. *N Engl J Med*, 2015, 373(10): 929938.
[7] Bennett J, Ferdinande B, Kayaert P, et al. Time course of electrocardiographic changes in transient left ventricular ballooning syndrome[J]. *Int J Cardiol*, 2013, 169(4): 276280.
[8] Scally C, Choo W, Rudd A, et al. The early dynamic of ECG in takotsubo syndrome presenting with STelevation: a comparison with age and gendermatched STelevation myocardial infarction[J]. *Int J Cardiol*, 2020, 320: 711.
[9] Santoro F, Stiermaier T, Tarantino N, et al. Left ventricular thrombi in takotsubo syndrome: incidence, predictors, and management: results from the GEIST (German Italian Stress Cardiomyopathy) registry[J]. *Am Heart Assoc*, 2017, 6(12):e006990.
[10] Citro R, Okura H, Ghadri JR, et al. Multimodality imaging in takotsubo syndrome: a joint consensus document of the European Association of Cardiovascular Imaging (EACVI) and the Japanese Society of Echocardiography (JSE) [J]. *Eur Heart Cardiovasc Imaging*, 2020, 21(11): 11841207.
[11] Webster K.T., Apridonidze T., Mopala P.R., et al. Stressinduced cardiomyopathy complicated by dynamic left ventricular outflow obstruction, cardiogenic shock, and ventricular septal rupture[J]. *Can Cardiol*, 2019, 35(2):229. e7e9.
[12] Singh T, Joshi S, Kershaw L.E., et al. Manganeseenhanced magnetic resonance imaging in takotsubo syndrome[J]. *Circulation*, 2022, 146(24): 18231835.
[13] Eitel I, von KnobelsdorffBrenkenhoff F, Bernhardt P, et al. Clinical characteristics and cardiovascular magnetic resonance findings in stress (takotsubo) cardiomyopathy [J]. *JAMA*, 2011, 306(3): 277286.
[14] Prasad A, Dangas G, Srinivasan M, et al. Incidence and angiographic characteristics of patients with apical ballooning syndrome (takotsubo/stress cardiomyopathy) in the HORIZONSAMI trial: an analysis from a multicenter, international study of STelevation myocardial infarction[J]. *Catheter Cardiovasc Interv*, 2014, 83(3):343348.
[15] Redfors B, Vedad R, Angerås O, et al. Mortality in takotsubo syndrome is similar to mortality in myocardial infarctiona report from the SWEDEHEART registry[J]. *Int J Cardiol*, 2015, 185: 282289.
[16] Frey SM, Zellweger MJ, Glatz K, Pradella M, Haaf P. Phaeochromocytoma-induced secondary takotsubo syndrome[J]. *Eur Heart J Cardiovasc Imaging*. 2023; 24(6): e105.
[17] Catapano JS, Ducruet AF, Frisoli FA, et al. Predictors of the development of takotsubo cardiomyopathy in aneurysmal subarachnoid hemorrhage and outcomes in patients with intra-aortic balloon pumps[J]. *Neurosurg*. Published online September 4, 2020.
[18] Land S, Niederer SA, Louch WE, et al. Computational modeling of Takotsubo cardiomyopathy: effect of spatially varying β-adrenergic stimulation in the rat left ventricle[J]. *Am Physiol Heart Circ Physiol*. 2014;307(10):H1487-H1496.
[19] Paur H, Wright PT, Sikkel MB, et al. High levels of circulating epinephrine trigger apical cardiodepression in a β2-adrenergic receptor/Gi-dependent manner: a new model of Takotsubo cardiomyopathy[J]. *Circulation*. 2012;126(6):697-706.
[20] Mori H, Ishikawa S, Kojima S, et al. Increased responsiveness of left ventricular apical myocardium to adrenergic stimuli[J]. *Cardiovasc Res*, 1993, 27(2): 192198.
[21] Ancona F, Bertoldi LF, Ruggieri F, et al. Takotsubo cardiomyopathy and neurogenic stunned myocardium: similar albeit different[J]. *Eur Heart J*, 2016, 37(37): 2830-2832.
[22] Templin C, Hänggi J, Klein C, et al. Altered limbic and autonomic processing supports brain-heart axis in takotsubo syndrome[J]. *Eur Heart J,* 2019, 40(15):1183-1187.
[23] Radfar A, Abohashem S, Osborne MT, et al. Stressassociated neurobiological activity associates with the risk for and timing of subsequent takotsubo syndrome [J]. *Eur Heart*, 2021, 42(19):18981908.
[24] Rivero F, Cuesta J, GarcíaGuimaraes M, et al. Timerelated microcirculatory dysfunction in patients with takotsubo cardiomyopathy[J]. *JAMA Cardiol*, 2017, 2(6): 699700.
[25] Galiuto L, De Caterina AR, Porfidia A, et al. Reversible coronary microvascular dysfunction: a common pathogenetic mechanism in apical ballooning or takotsubo syndrome[J]. *Eur Heart*, 2010, 31(11): 13191327.
[26] Godsman N, Kohlhaas M, Nickel A, et al. Metabolic alterations in a rat model of takotsubo syndrome[J]. *Cardiovasc Res*, 2022, 118(8): 19321946.
[27] Zhang X, Szeto C, Gao E, et al. Cardiotoxic and cardioprotective features of chronic βadrenergic signaling[J]. *Circ Res*, 2013, 112(3): 498509.
[28] Nguyen TH, Neil CJ, Sverdlov AL, et al. Nterminal probrain natriuretic protein levels in takotsubo cardiomyopathy[J]. *Am Cardiol*, 2011, 108(9): 13161321.

八、高敏肌钙蛋白在 PCI 术后引起微小心肌损伤患者中的应用

【疾病概述】

经皮冠状动脉介入治疗（percutaneous coronary intervention，PCI）是指经心导管技术疏通狭窄甚至闭塞的冠状动脉管腔，从而改善心肌血流灌注的治疗方法。该项技术作为一种治疗冠心病先进且有效的手段，近 20 年已取得迅速发展。然而，在享受其带来治疗益处的同时，临床医生在实践中也观察到围术期心肌损伤或心肌梗死的发生率仍然较高，这对患者远期预后产生了重大影响。所以在临床工作中，及时发现围术期心肌损伤或心肌梗死，并给予正确的治疗对于确保患者

生命安全至关重要。本病例描述的是PCI术后出现心肌损伤的诊疗过程。

1. 诊疗过程

(1) 一般情况：男性，67岁。

(2) 主诉：阵发性胸痛8天。

(3) 现病史：患者8天前在夜间睡眠时出现胸痛不适，位于胸骨后，呈灼热感，持续10～20s后自行缓解，未予以重视。近8天来患者夜间均有胸痛不适发作，伴微汗，持续20～30s，站立后胸痛可缓解，白日无活动受限，无胸闷、心悸，无反酸、嗳气，遂于我院门诊就诊，完善心电图提示为正常范围心电图。超声心动图未见明显异常，hs-cTnI为28.3ng/L，现为进一步诊治，收入我科。起病以来，神志清，精神饮食可，睡眠可，二便正常，近期体重未见明显变化。

(4) 既往史：发现高血压3年，血压最高达220/120mmHg，未规律口服药物控制，否认糖尿病、冠心病病史。否认肝炎、结核等传染病史，否认外伤、输血史，否认食物、药物过敏史。预防接种史不详。

(5) 个人史：吸烟史40年，2支/天；否认饮酒史。

(6) 入院查体：体温36.5℃，脉搏82次/分，呼吸18次/分，血压155/81mmHg。双侧呼吸运动未见异常，双肺呼吸音清，未闻及干啰音、湿啰音，无胸膜摩擦音。心前区无隆起、凹陷，心率82次/分，律齐，各瓣膜听诊区未闻及病理性杂音，未闻及心包摩擦音。腹部平坦、柔软，无液波震颤，无振水音，无压痛、反跳痛。肝、脾肋下未触及，移动性浊音阴性，双下肢无明显水肿。

(7) 初步诊断：①胸闷查因：冠状动脉粥样硬化性心脏病？②高血压病3级（很高危）。

(8) 诊疗思路：患者反复夜间胸痛不适，站立位休息可好转，与白日活动无明显相关，完善心电图（图3–47）、超声心动图均未见异常，高敏肌钙蛋白I未见升高，综合患者既往高血压、长期吸烟史等高危因素，予以收住院进行排查，拟动态监测高敏肌钙蛋白I明确诊断，监测心电图有无动态变化，待拟定下一步治疗方案。

患者复查高敏肌钙蛋白I（表3–38）较前无明显变化（$\Delta < 20\%$），考虑不稳定型心绞痛，拟进一步完善冠状动脉造影（图3–48）评估患者冠状动脉情况。

患者完善冠状动脉造影提示多支血管狭窄严重，予行支架植入治疗。术后3～6h、12～24h复查高敏肌钙蛋白（表3–39，图3–49），监测变化水平，复查心电图（图3–50）、超声心动图（图3–51），观察有无动态变化，评估有无发生PCI术后心肌损伤或心肌梗死。

术后复查超声心动图，显示静息状态下左心室壁未见明显节段性运动异常。主动脉瓣退行性改变伴少量反流，左心室整体舒张及收缩功能未见明显异常。

患者高敏肌钙蛋白术后明显升高，持续监测，峰值高达189g/L（>1倍99^{th} URL，<5倍99^{th} URL；图3–49），复查心电图较前无明显变化，完善超声心动图未发现存活心肌丢失或新发室壁运动异常，考虑患者发生围术期轻度心肌损伤，予调整患者心脏相关药物治疗方案。

(9) 最终诊断：①冠状动脉粥样硬化性心脏病。不稳定型心绞痛 心功能Ⅰ级；②高血压病3级（很高危）。

2. 病例分析

患者老年男性，因“阵发性胸痛”于门诊就诊，门诊完善高敏肌钙蛋白I、心电图、超声心动图均未见明显异常，结合既往高血压病史，长期吸烟史，不能除外心绞痛发作，拟收治入院。入院复测高敏肌钙蛋白I较前无明显变化，考虑诊断不稳定型心绞痛，次日予行冠状动脉造影，提示血管狭窄严重，予置入支架，术后3h复查hs-cTnI为85g/L，监测指标，术后24h监测，最高浓度达189g/L（>1倍99^{th} URL，<5倍99^{th} URL），监测心电图未见明显改变，复查超声心动图未见室壁运动异常，考虑发生PCI术后轻度心肌损伤，后监测肌钙蛋白逐渐回落，患者无再

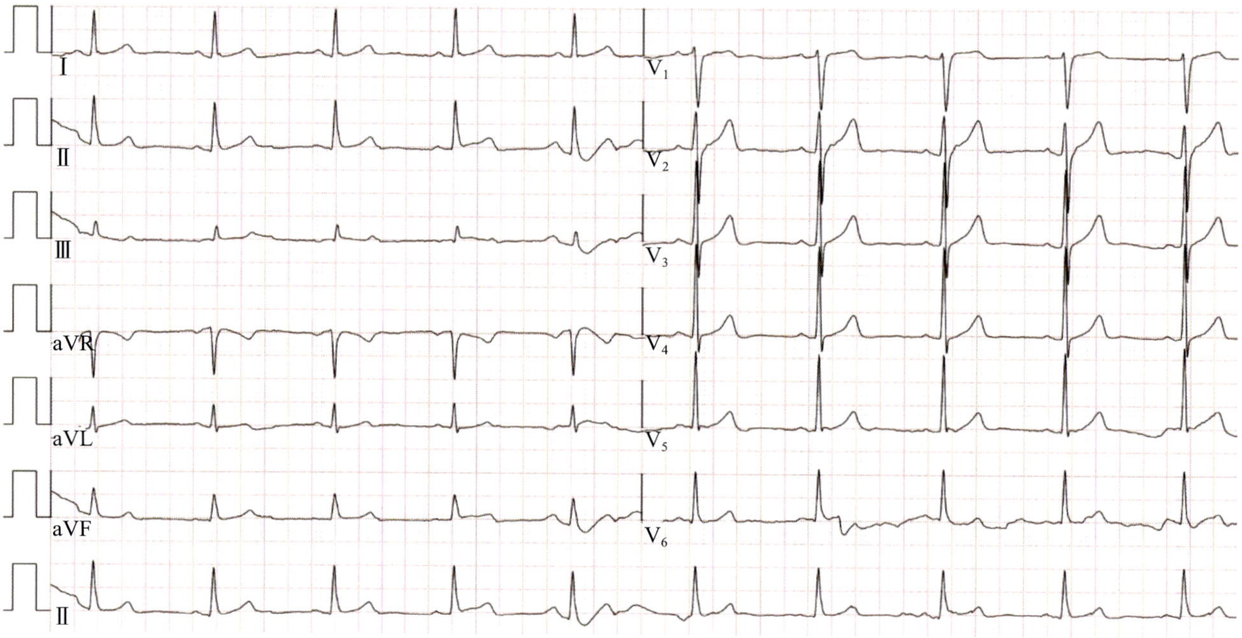

▲ 图 3-47 入院心电图显示正常范围心电图

表 3-38 实验室检测异常结果				
项　目	指　标	结　果	参考范围	结果标识
心脏标志物检查	高敏肌钙蛋白 I（hs-cTnI）	30ng/L	• 女＜15.3ng/L • 男＜31.3ng/L • 总体＜24.2ng/L	↑

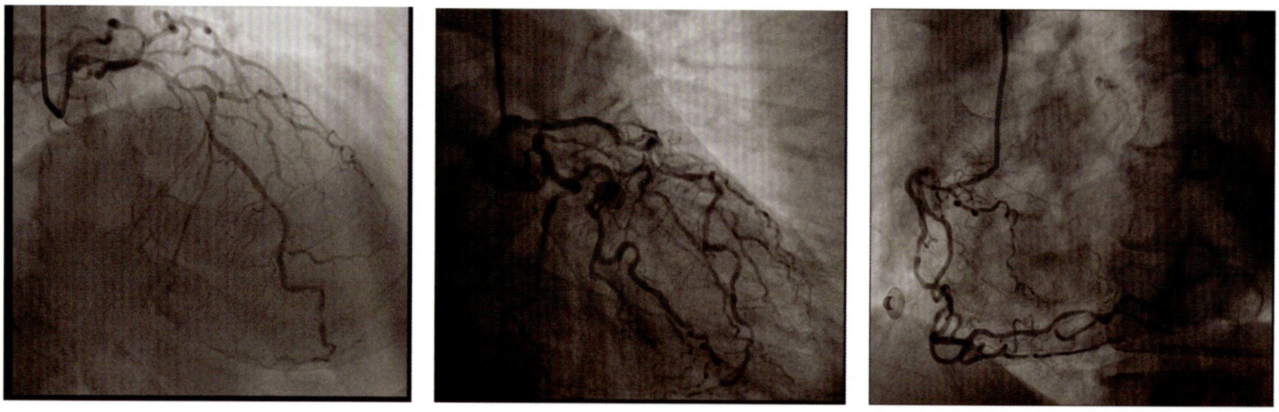

▲ 图 3-48 冠状动脉造影：左主干动脉粥样硬化，左主干近端至前降支 50% ～ 60% 弥漫性狭窄，前降支近中段 80% ～ 90% 狭窄，中远段 60% ～ 70% 狭窄，回旋支开口 90% 狭窄，右冠状动脉中段最狭窄部位 60% ～ 90% 狭窄

表 3-39　术后高敏肌钙蛋白 I 监测				
项　目	指　标	结　果	参考范围	结果标识
心脏标志物检测	术后 3h 高敏肌钙蛋白 I（hs-cTnI）	85ng/L	• 女＜15.3ng/L • 男＜31.3ng/L • 总体＜24.2ng/L	↑
	术后 12h 高敏肌钙蛋白 I（hs-cTnI）	189ng/L	• 女＜15.3ng/L • 男＜31.3ng/L • 总体＜24.2ng/L	↑
	术后 24h 高敏肌钙蛋白 I（hs-cTnI）	125ng/L	• 女＜15.3ng/L • 男＜31.3ng/L • 总体＜24.2ng/L	↑

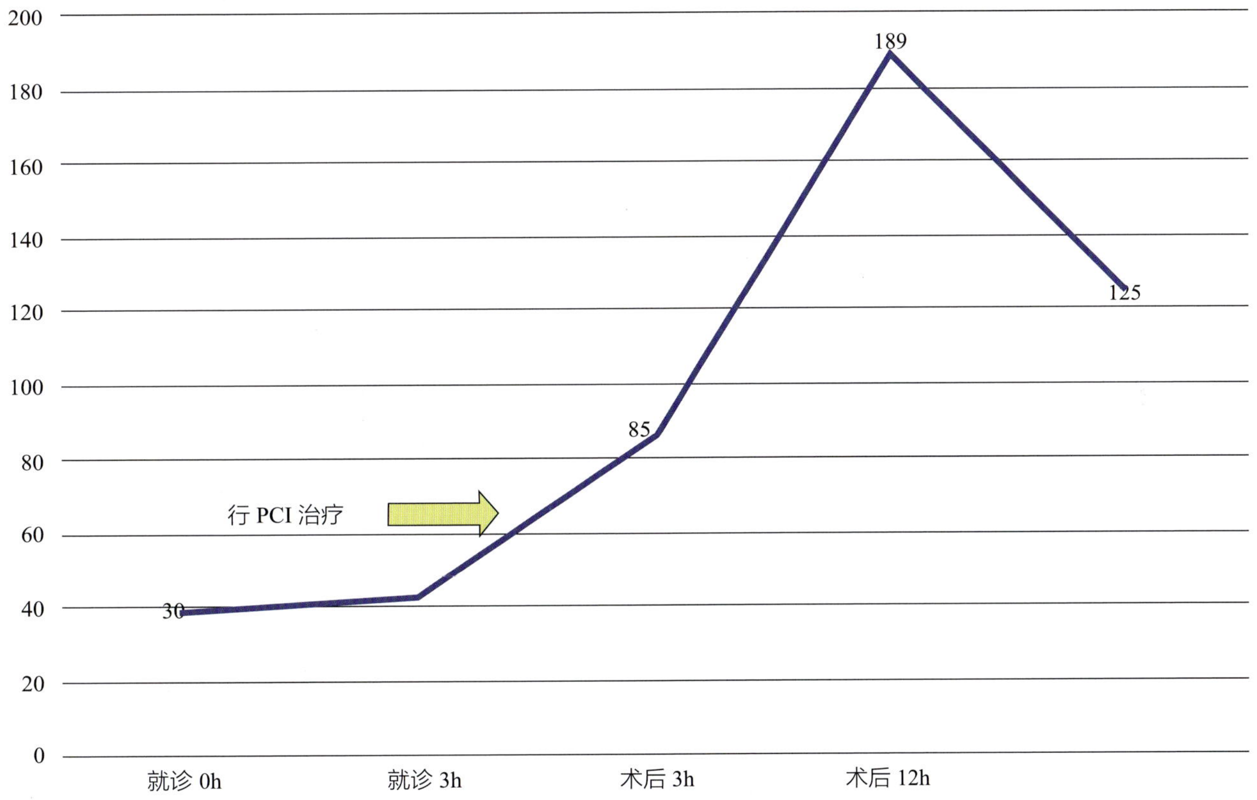

▲ 图 3-49　监测术前术后肌钙蛋白浓度

发胸闷、胸痛不适，病情好转予以出院。

【知识拓展】

经皮冠状动脉介入治疗（PCI）仍然是阻塞性冠状动脉疾病（CAD）患者的主要血供重建策略。据估计，全球每年进行 500 万次 PCI 术。PCI 术围术期心肌损伤 / 心肌梗死在临床中时有发生，常伴随术中冠状动脉血流受限、术后心脏标志物水平升高、新发的缺血性心电图改变等。这两种 PCI 相关并发症都可能与未来发生重大心血管不良事件（如死亡、再梗死和血供重建）的风险增

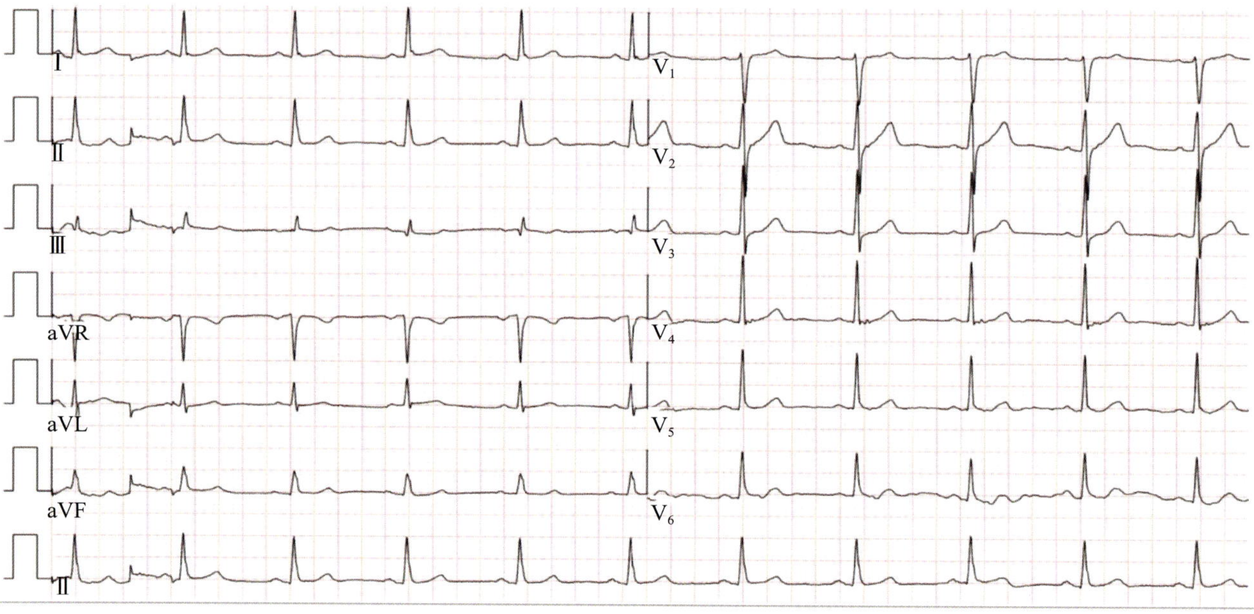

▲ 图 3-50　术后复查心电图较前无明显变化

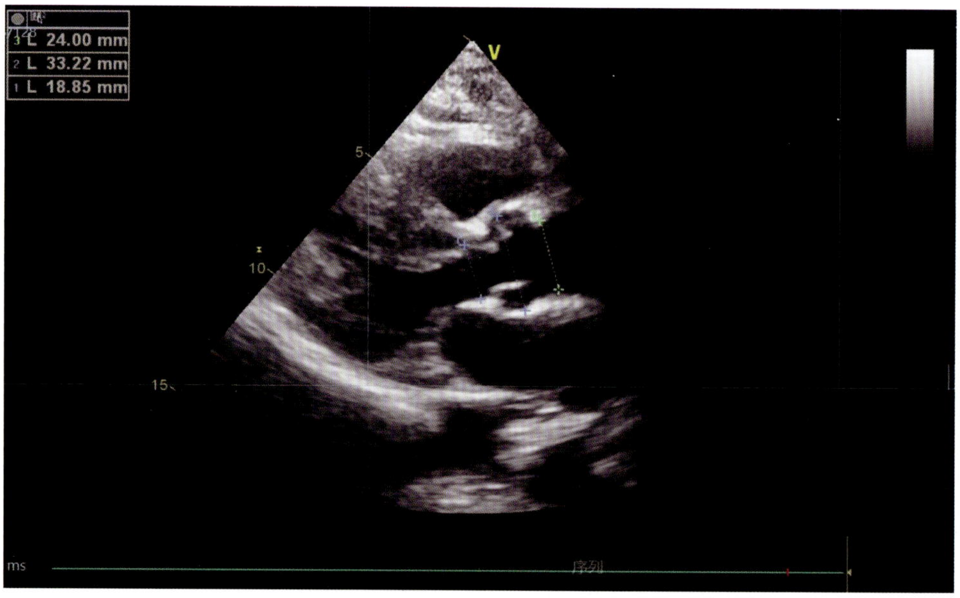

▲ 图 3-51　术后复查超声心动图：静息状态下左室壁未见明显节段性运动异常。主动脉瓣退行性改变伴少量反流，左室整体舒张及收缩功能未见明显异常

加有关，需要引起临床医生的充分关注。

1. 临床诊疗

根据 2018 第四版全球心肌梗死定义，心脏手术操作相关的心肌损伤标准为在术前基线值正常（≤ 99th URL）的患者中，术后 cTn 值升高超过 99th URL；或者术前 cTn 基线值已经升高但保持稳定（连续监测变化＜20%）或下降的患者，术后连续监测 cTn 值升高＞20%。PCI 操作相关的心肌梗死定义为 4 型心肌梗死，其中包括与经皮冠状动脉介入治疗相关的 MI（4a 型 MI）、与经皮冠状动脉介入治疗相关支架内血栓形成的 MI（4b 型 MI）、与经皮冠状动脉介入治疗相

关再狭窄的MI（4c型MI）。其中，4a型心肌梗死的定义对于肌钙蛋白变化的要求更高。对于基线值正常的患者，需要cTn值升高＞5倍99^{th} URL；对于术前cTn已经升高但保持稳定（连续监测变化＜20%）或下降的患者，术后cTn值升高需＞20%且升高绝对值＞5倍99^{th} URL。此外，合并新心肌缺血的证据，如缺血心电图改变、新出现的病理性Q波、与缺血性病因一致的新存活心肌丢失或新局部壁运动异常的影像学证据、血管造影可见导致血流减少的并发症（如冠状动脉夹层、主要心外膜动脉或侧支闭塞/血栓、侧支血流中断或远端栓塞）[1]。

2021年欧洲心脏病学会心脏细胞生物学工作组联合欧洲经皮心血管介入治疗协会（European Association of Percutaneous Cardiovascular Interventions，EAPCI）发表专家共识，该共识对目前对围术期心肌损伤/心肌梗死的各种共识、指南、通用定义进行总结。虽然围术期心肌损伤和4a型心肌梗死也与接受紧急PCI的急性冠状动脉综合征患者相关，但急性冠状动脉综合征术前肌钙蛋白持续升高，病情仍在演变，很难进行清楚定义，所以将重点限制在基线cTn值正常或基线（PCI前）升高但稳定接受PCI的慢性冠状动脉综合征患者。该共识提出可围绕以下4方面综合进行诊断和管理[2]。

① hs-cTn是目前监测围术期心肌损伤或4a类心肌梗死最敏感及特异度最高的生物标志物，优于普通肌钙蛋白、肌酸激酶、肌酸激酶同工酶、肌红蛋白蛋白等传统心脏标志物，更优于心脏外产生的蛋白质生物标志物，如和肽素、C反应蛋白、sCD40、sST2和髓过氧化物酶（MPo），但常有慢性肾脏病、糖尿病、结构性心脏病患者合并hs-cTn慢性升高，所以遇到这种情况需要具体分析。目前关于hs-cTn的诊断界值仍在探索中，但建议所有接受PCI的慢性冠状动脉综合征患者都应在PCI术后3～6h测量cTn/hs-cTn值，如果数值正在上升，可以考虑进一步的血液采样，以记录术后12～24h的峰值。

② 术后心电图出现新缺血性ST段变化，如J点的新ST段抬高，或者两个相邻导联新的水平或下降ST段压低和（或）病理性Q波是定义接受PCI的CCS患者4a型MI关键标准之一。在左束支传导阻滞（LBBB）患者中，ST段抬高＞1mm与任何导联的QRS波群一致可能是急性心肌缺血的指标。此外，还要注意的是，即使cTn值升高（或上升）但＜5倍99^{th} URL，若PCI术后心电图出现孤立的新病理性Q波，也符合4a型MI标准。

③ 影像学方面，经胸超声心动图是最容易和最有效的检查，用于检测PCI术后CCS患者新发生存活心肌损失或异常室壁运动，但敏感性较心脏磁共振差。

④ 重复血管造影可见导致血流减少的并发症，如冠状动脉夹层、心外膜动脉或侧支闭塞/血栓、侧支血流中断或远端栓塞，也是诊断4a型MI的重要标准之一。

2. 流行病学

2010—2017年，PCI比例从260.2/10万下降到232.8/10万，下降了10.5%，其中择期PCI下降了34.4%，而紧急PCI上升了15.0%，住院PCI下降了26.6%，而门诊PCI上升了97.1%。研究还显示，所有接受PCI的患者平均年龄为65.7岁，其中女性占32.0%[3]。

3. 心肌损伤机制

PCI导致cTn水平升高的潜在因素包括球囊扩张、斑块阻塞、侧支闭塞、无复流、微血管痉挛和支架血栓形成。手术过程中，球囊扩张会导致血流受阻，并诱发斑块碎片脱落阻塞远端微血管，从而引起心肌细胞缺血坏死[4]。首先，支架可能导致冠状动脉的小侧支闭塞，导致轻微心肌坏死，进而引起cTn水平升高[5]；其次，置入支架过程中易形成微栓子[6]，微栓子阻塞血管会造成小范围不可逆的心肌损伤，导致cTn水平轻度升高[7, 8]。大栓子、支架血栓或其他原因导致的主要侧支闭塞会使cTn大幅升高[8, 9]。Logistic回归分析发现，侧支闭塞的患者PCI术后出现

cTn 水平升高的比例明显高于无侧支闭塞的患者[5]。此外，再灌注也会对心肌造成损伤，具体机制包括氧化应激、细胞内钙超负荷和能量代谢紊乱等[10]。

4. 结果解读

根据各指南利用 cTn 对 PCI 术后心肌损伤的定义，当无心肌缺血的心电图、血管造影或影像学证据存在时，术后 cTn 升高超过 1 倍 99th URL 但不足 5 倍 99th URL，定义为轻度心肌损伤，当术后 cTn 升高超过 5 倍 99th URL 时，则为重度心肌损伤。若围术期冠状动脉造影、影像学检查或心电图显示有新发心肌缺血的证据，则诊断为 4 型心肌梗死。对于 PCI 围术期心肌损伤 / 心肌梗死诊断明确的患者，若伴有明显心电图缺血性改变或影像学证据表明有新发生的心肌活性丧失及节段性室壁运动异常，应考虑再次行冠状动脉造影，这一金标准可用于评估患者术后是否存在冠状动脉血流严重受限，甚至需要再次手术的情况。对于没有明确证据提示心肌存在缺血症状的 PCI 围术期心肌损伤 / 心肌梗死患者，建议先给予积极的药物治疗，如 β 受体拮抗药、ACEI 等，但目前还没有相关文献证明其预后获益，其具体疗效仍有待进一步研究[2]（图 3–52）。

5. cTn 检查意义

一项 Meta 分析研究显示，28.7% 的患者 PCI 术后 cTn 水平会升高。在住院期间和 18 个月的随访中，cTn 水平升高与 MACE 风险增加密切相关，MACE 包括全因死亡、心肌梗死、再次 PCI 和 CABG[11]。此外，磁共振成像证实，PCI 术后 cTn 水平升高与患者心肌细胞损伤程度呈正相关[7]。

多项研究表明，PCI 术前患者 cTn 的基线水平是预后强有力的独立预测因子，基线水平升高的患者 PCI 术后 12 个月的死亡率或心肌梗死率更高，而术后 cTn 水平更能反映患者的短期死亡风险[12–14]。

【专家点评】

此患者为老年男性患者，冠状动脉造影提示多支病变，多支血管植入支架，术后高敏肌钙蛋白升高，但缺乏新的心肌缺血证据，因此诊断为 PCI 围术期心肌损伤。 PCI 是一项有创治疗技术，在术中任何阶段都有心肌损伤的风险，围术期心肌损伤和心肌梗死的发生率高。肌钙蛋白是判断围术期心肌损伤和 4a 型心肌梗死的重要生物标志物之一。已有研究证明 3 倍 URL 的肌钙蛋白与围术期心肌损伤患者的远期死亡率密切相关，而 5 倍 URL 的肌钙蛋白仍是 4a 型心肌梗死的诊断及定义预后相关心肌损伤的最佳阈值，且该阈值定义下的 4a 型心肌梗死与患者的远期死亡风险密切相关。严重围术期心肌损伤是 1 年全因死亡率的独立预测因子。因此，围术期应严密测量心脏生物标志物，及时发现围术期心肌损伤和 4a 型心肌梗死，以便尽快采取相应措施，防止心肌损伤的进一步加重，改善患者的远期预后。

参考文献

[1] Thygesen K., Alpert J.S., Jaffe A.S., et al. Fourth universal definition of myocardial infarction (2018)[J]. *Kardiol Pol*, 2018,72(18): 2231-2264.

[2] Bulluck H, Paradies V, Barbato E, et al. Prognostically relevant periprocedural myocardial injury and infarction associated with percutaneous coronary interventions: a Consensus Document of the ESC Working Group on Cellular Biology of the Heart and European Association of Percutaneous Cardiovascular Interventions (EAPCI)[J]. *Eur* Heart J, 2021, 42(27): 2630-2642.

[3] Almarzooq Z.I., Wadhera R.K., Xu J., Yeh R.W.. Population Trends in Rates of Percutaneous Coronary Interventions, 2010 to 2017. *JAMA Cardiol*. 2021;6(10):1219-1220.

[4] Akwe J, Halford B, Kim E, Miller A. A Review of Cardiac and Non-Cardiac Causes of Troponin Elevation and Clinical Relevance Part I: Cardiac Causes.. *Cardiol Curr Res*. 2017;10(3).

[5] Cantor WJ, Newby LK, Christenson RH, et al. Prognostic significance of elevated troponin i after percutaneous coronary intervention[J]. *Am Coll Cardiol*. 2002;39(11):1738-1744.

[6] Bahrmann P, Werner GS, Heusch G, et al. Detection of Coronary Microembolization by Doppler Ultrasound in Patients With Stable Angina Pectoris Under going Elective Percutaneous Coronary Interventions[J]. *Circulation*. 2007;115(5):600-608.

[7] Selvanayagam J.B., Porto I., Channon K., et al. Troponin Elevation After Percutaneous Coronary Intervention Directly Represents the Extent of Irreversible Myocardial Injury[J]. *Circulation*. 2005;111(8):1027-1032.

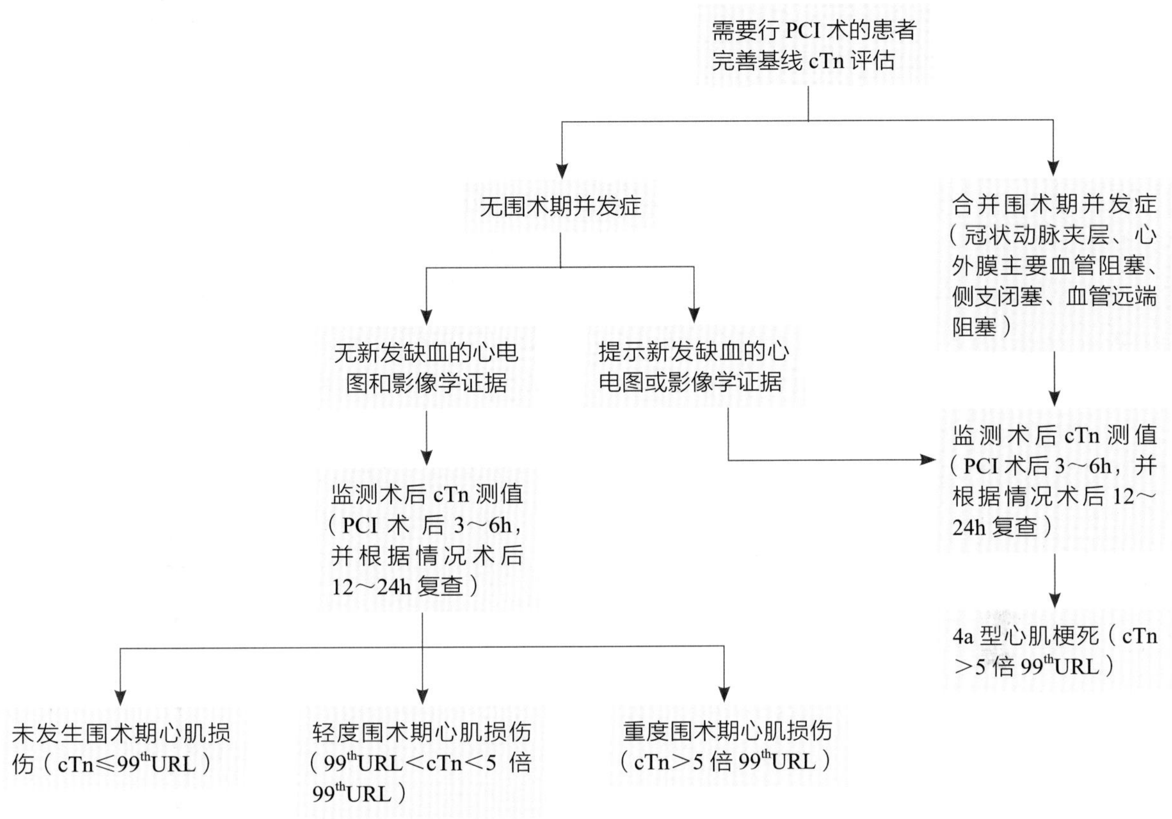

▲ 图 3-52 非心脏手术围术期监测心肌损伤流程图

[8] Porto I, Selvanayagam JB, Van Gaal WJ, et al. Plaque Volume and Occurrence and Location of Periprocedural Myocardial Necrosis After Percutaneous Coronary Intervention[J]. *Circulation*. 2006;114(7):662-669

[9] Ross M.J., Herrmann H.C., Moliterno D.J., et al. Angiographic variables predict increased risk for adverse ischemic events after coronary stenting with glycoprotein IIb/IIIa inhibition: results from the TARGET trial[J]. *Am Coll Cardiol*. 2003;42(6):981-988.

[10] He J, Liu D, Zhao L, et al. Myocardial ischemia/reperfusion injury: Mechanisms of injury and implications for management[J]. *Exp Ther Med*. 2022;23(6):430.

[11] Testa L, Van Gaal W.J, Biondi Zoccai GGL, et al. Myocardial infarction after percutaneous coronary intervention: a meta-analysis of troponin elevation applying the new universal definition[J]. *QJM Int J Med*. 2009;102(6):369-378.

[12] Miller W.L., Garratt K.N., Burritt M.F., Lennon R.J., Reeder G.S., Jaffe A.S.. Baseline troponin level: key to understanding the importance of post-PCI troponin elevations[J]. *Eur Heart*. 2006;27(9):1061-1069.

[13] Prasad A, Rihal C.S., Lennon RJ, Singh M, Jaffe A.S., Holmes DR. Significance of Periprocedural Myonecrosis on Outcomes After Percutaneous Coronary Intervention[J]. *Circ Cardiovasc Interv*. 2008;1(1):10-19.

[14] Prasad A, Singh M, Lerman A, Lennon R.J., Holmes DR, Rihal CS. Isolated Elevation in Troponin T After Percutaneous Coronary Intervention Is Associated With Higher Long-Term Mortality[J]. *Am Coll Cardiol*. 2006;48(9):1765-1770.

九、高敏肌钙蛋白在脑卒中患者中的应用

【疾病概述】

急性缺血性脑卒中是最常见的卒中类型。缺血性卒中后，无论是在急性期还是慢性期，均有较高的心血管并发症风险。10%～20% 的患者在缺血性卒中后的数日内发生严重心血管不良事件，包括从急性心肌损伤和急性冠状动脉综合征到心力衰竭或心律失常等连续变化，所以需要及早识别脑卒中患者有无合并心肌损伤、早期监测、规范化治疗、避免心血管不良事件的发生。本病例为脑卒中合并肌钙蛋白升高患者的疾病诊疗过程。

1. 诊疗过程

(1) 一般情况：男性，71 岁。

(2) 主诉：左侧肢体无力 2h。

(3) 现病史：患者于2023年2月3日12:15分，无明显诱因出现左侧肢体无力，伴口角歪斜、意识模糊，无肢体麻木、吞咽困难、饮水呛咳，自行到达医院，于 12:43 分首诊于我院急诊科，由发病到院病情无变化。急查颅脑 CT 未见出血，于 12:55 分由卒中小组会诊，NIHSS 评分，在静脉溶栓治疗时间窗内，向家属交代病情及静脉溶栓治疗获益及风险，家属表示同意溶栓，患者体重 82.5kg，于 13:18 分给予 RT-PA（72mg）静脉溶栓治疗，卒中溶栓时间 35min。为行进一步诊治，收治我科。起病以来，患者精神差，未进食，未睡眠，大便未解，小便正常。

(4) 既往史：糖尿病病史 10 余年，平素口服药物治疗，自诉血糖控制可。否认高血压病病史。否认传染病病史。

(5) 个人史：吸烟 30 余年，20 支 / 天，否认饮酒。

(6) 入院查体：体温 36.9℃，脉搏 64 次 / 分，呼吸 20 次 / 分，血压 163/82mmHg。嗜睡，言语构音含糊，双侧瞳孔直径 3mm，对光反射灵敏；左侧鼻唇沟浅，伸舌偏右，咽反射正常；颈软无抵抗，左侧肌力 0 级，右侧 5 级，肌张力正常，双侧腱反射正常，左侧病理征（+），双侧躯体针刺觉对称正常，指鼻试验、跟膝胫试验、Romberg 征、线行走未查；双肺呼吸音清，心律齐，心率 64 次 / 分，各瓣膜区未闻及明显杂音；腹部查体未见明显阳性体征。

(7) 初步诊断：①急性脑梗死；② 2 型糖尿病。

(8) 实验室检查异常指标（表 3–40），胸部 CT（图 3–53）+ 头颈部 CTA（图 3–54）影像学检查。

(9) 诊疗思路：患者入院后诊断“脑梗死”，急诊予以 RT-PA 溶栓后完善颅脑 CTA 检查提示大脑中动脉仍闭塞，拟行急诊动脉取栓术。复查实验室检查异常指标（表 3–41）。心电图检查（图 3–55）。

患者糖尿病病史，有长期吸烟史高危因素，入院后完善检验评估提示心脏标志物升高且有动态变化，心电图提示 T 波改变，追问患者既往无活动后或静息状态下胸闷、胸痛发作史，患者此次入院评估脑动脉血管狭窄，不能除外慢性冠状动脉疾病可能，予完善冠状动脉 CTA 检查评估冠状动脉情况。

术后复查颅脑 CTA 影像结果（图 3–56）及冠状动脉 CTA 影像学结果（图 3–57）。

(10) 最终诊断：①急性脑梗死；② 2 型糖尿病；3. 冠状动脉粥样硬化。

2. 病例分析

患者因“突发一侧肢体乏力”于本院就诊，完善颅脑 CT 提示未见明显出血灶，查体患侧病理征阳性，考虑诊断“缺血性脑卒中”，予溶栓治疗后症状较前未见明显好转，急诊完善颅脑 CTA 提示右侧大脑中动脉分支堵塞，明确诊断为缺血性脑卒中，行急诊脑血管取栓术。患者入院

表 3–40 实验室检查异常结果

项目	指标	结果	参考范围	结果标识
心脏标志物检测	高敏肌钙蛋白 I（hs-cTnI）	41ng/L	• 女＜15.3ng/L • 男＜31.3ng/L • 总体＜24.2ng/L	↑
	N 末端 B 型利钠肽前体（NT-ProBNP）	1110.0pg/ml	＜125pg/ml	↑

时查高敏肌钙蛋白 I 升高且有动态变化，但完善心电图提示 T 波改变，但患者无胸痛不适，暂除外急性心肌梗死可能，考虑患者有糖尿病、长期吸烟史等高危因素，不能除外慢性冠状动脉疾病可能，完善冠状动脉 CTA 提示回旋支、对角支轻度狭窄，予排除冠心病（图 3–58）。

【知识拓展】

缺血性脑卒中是我国主要的致死、致残病因之一，而其中大血管急性闭塞是病情严重、预后不良的亚型，导致了巨大社会和经济负担。急性缺血性脑卒中救治的关键一环是时间管理，目前多国指南均建议从急诊到开始溶栓应争取在

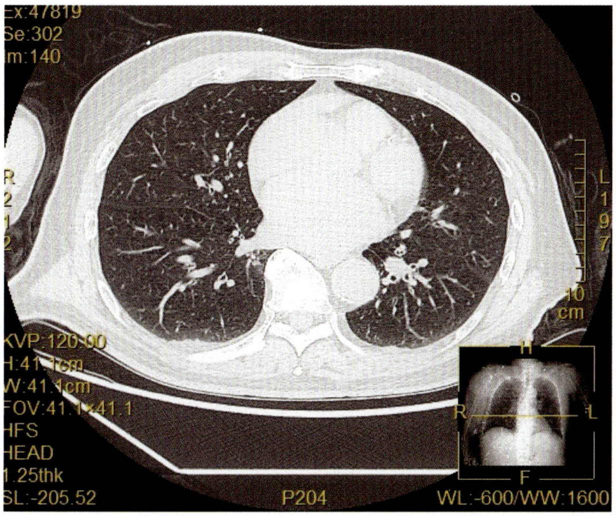

▲ 图 3–53　胸部 CT 提示肺气肿

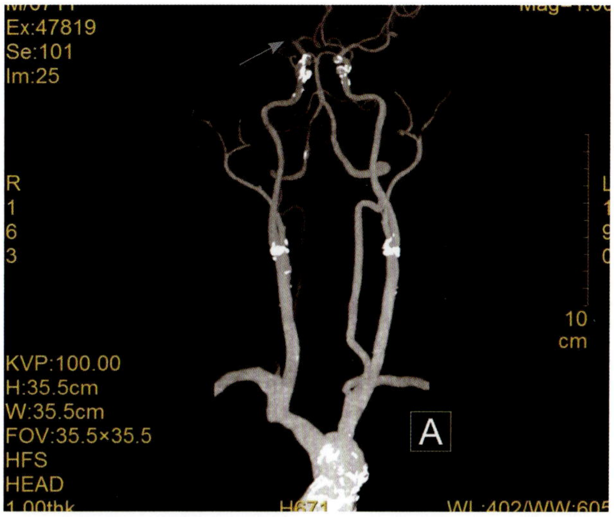

▲ 图 3–54　**头颈部 CTA 影像学结果：右大脑中动脉 M1 分叉前段闭塞，颈动脉粥样硬化改变，左锁骨下动脉中度狭窄 60%～70%，右颈内动脉 C_6 段中度狭窄 50%～60%，余部分血管轻微 – 轻度狭窄**

表 3–41　实验室检查异常结果

项　目	指　标	结　果	参考范围	结果标识
全血细胞计数	白细胞计数（WBC）	12.91 × 10^9/L	（3.5～9.5）× 10^9/L	↑
	中性粒细胞百分比（NEUP%）	93.5%	40%～75%	↑
	淋巴细胞百分比（LYMPH%）	5.3%	20%～50%	↓
	单核细胞百分比（MONO%）	0.9%	3.0%～10%	↓
心脏标志物检测	高敏肌钙蛋白 I（hs-cTnI）	34 ng/L	• 女＜15.3ng/L • 男＜31.3ng/L • 总体＜24.2ng/L	↑
	N 末端 B 型利钠肽前体（NT-proBNP）	998.0 pg/ml	＜125pg/ml	↑
D– 二聚体及凝血功能检测	D– 二聚体（D-Dimer）	12.32 mg/L	0.00～0.55mg/L	↑
	纤维蛋白降解产物（FDP）	37.2 μg/ml	0.0～5.0μg/ml	↑

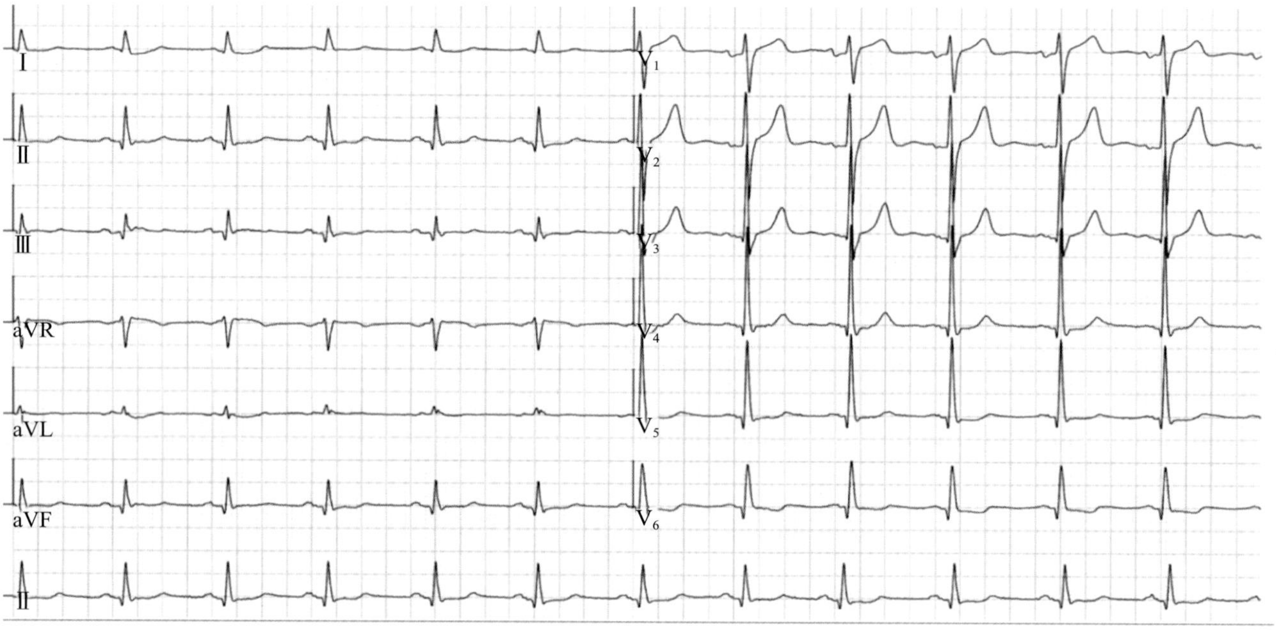

▲ 图 3-55　心电图显示窦性心律、T 波改变

60min 内完成[1, 2]（图 3-59）。

1. 临床诊疗

脑卒中的评估和诊断包括病史和体格检查、影像学检查、实验室检查、疾病诊断和病因分型等[3]。

2013 年 AHA 发表《脑卒中患者管理指南》建议患者入院后需立即完善相关检查尽早与其他危重疾病（如脑出血）进行鉴别，以及评估有无发生严重并发症协助选择后续治疗方案。需要考虑的实验室检查包括血糖、电解质和肾功能、全血细胞计数、心脏标志物、凝血酶原时间（PT）、国际标准化比值（INR）和活化部分凝血活酶时间（aPTT）[4]，该项建议沿用至今。

由于脑卒中和心血管疾病有密切关系，因此评估潜在心血管疾病风险很重要。所有急性脑卒中患者为了寻找发病原因及完善治疗方案都需要进行心血管评估。基线的心电图与心脏标志物可以提示有无发生心肌缺血或心律失常。入院心电图可提示患者有无发生心房颤动，即使入院心电图没有提示心房颤动也不能完全排除该项导致脑卒中的诱因。急性脑卒中发生的同时也有可能发生急性心肌梗死，以上两种情况都可以通过长程心电监测进行评估。因为肌钙蛋白优于 CK、CK-MB 的心脏特异度及高灵敏度，所以被推荐用于基线评估和后期连续监测，以便尽早发现无症状性缺血。

2. 流行病学

2019 年，全球新发脑卒中 1220 万例，脑卒中总人数 1.01 亿，脑卒中导致死亡人数 655 万，仅次于缺血性心脏病。1990—2019 年，脑卒中发

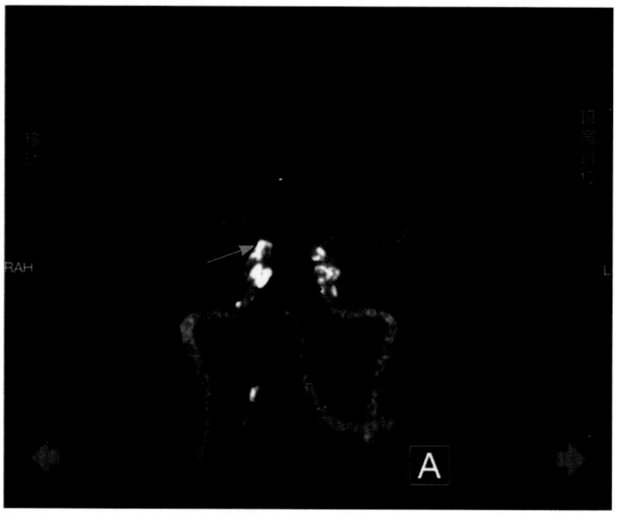

▲ 图 3-56　术后复查头颈部 CTA：对比旧片，原右大脑中动脉 M_1 分叉前段闭塞现已通畅

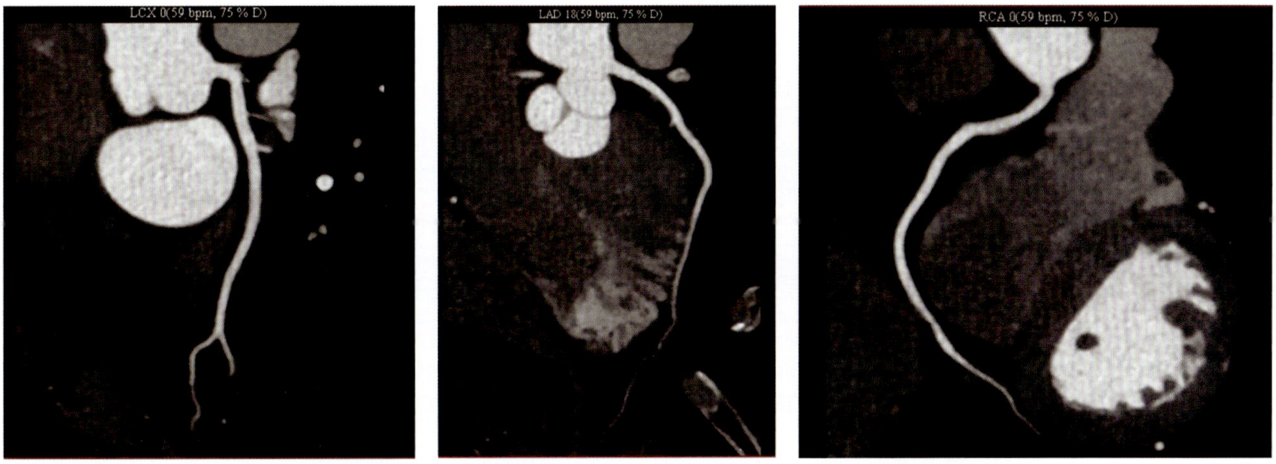

▲ 图 3-57　冠状动脉 CTA：冠状动脉回旋支、对角支轻度狭窄

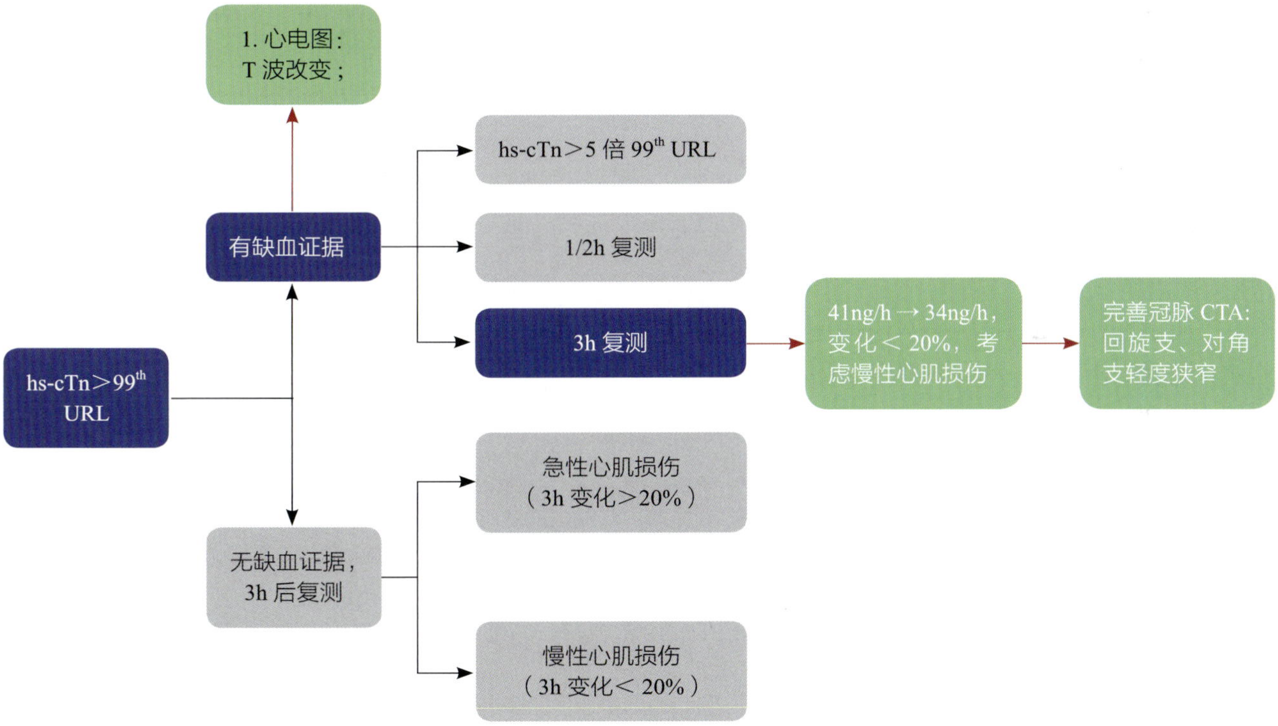

▲ 图 3-58　运用高敏肌钙蛋白进行疾病诊断的思维导图

hs-cTn. 高敏肌钙蛋白

病率增加了 70.0%，脑卒中患病率增加了 85.0%，脑卒中死亡人数增加了 43.0%，中低收入国家死亡率是高收入国家的 3.6 倍[5]。

中国脑卒中新发病例数和现有病例数均排在全球第 1 位。根据《中国心血管疾病与健康报告 2022》中的数据，2019 年中国脑卒中的总发病例数为 390 万，年龄标化发病率为 200/10 万，其中缺血型脑卒中为 144/10 万、出血性脑卒中为 44/10 万、蛛网膜下腔出血为 11/10 万。推算脑卒中现有病例数 1300 万，年龄标化患病率为

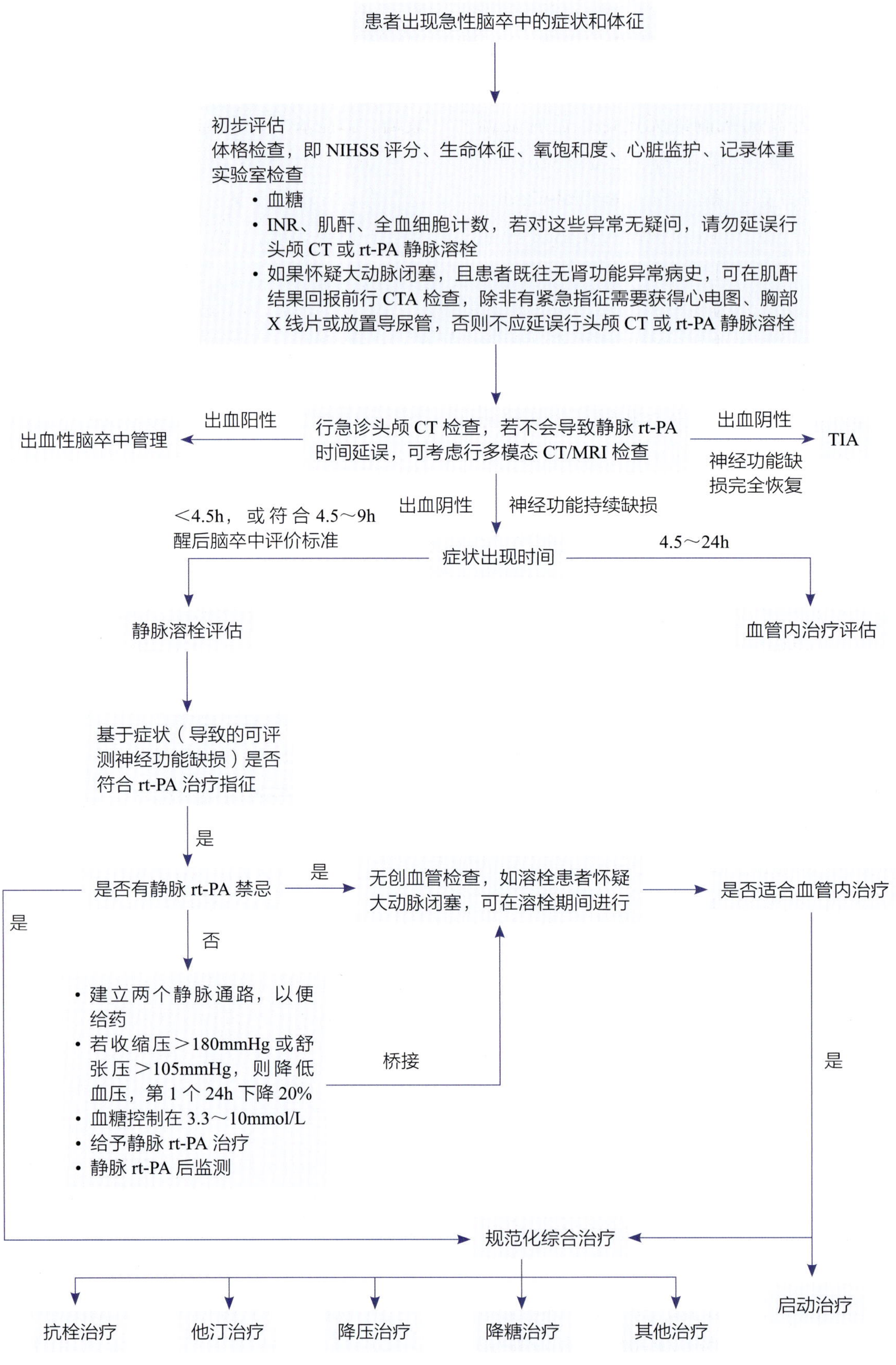

▲ 图 3-59　缺血性脑卒中患者急性期管理流程

1468.9/10 万 [6]。

3. 心肌损伤机制

急性缺血性脑卒中（acute ischemic stroke，AIS）导致 cTn 升高的机制尚无定论，但有证据表明，AIS 会诱发以心律失常、心肌损伤和心力衰竭为特征的脑心综合征（Cerebral-Cardiac Syndrome，CCS）[7]。可能的机制：① AIS 可能会扰乱中枢神经系统的自主控制。体外实验和临床证据都表明，缺血性脑卒中后心脏变化是由于岛叶皮层损伤导致交感神经过度激活所致 [8]。岛叶皮层对交感神经和副交感神经自主功能控制至关重要，梗死涉及岛叶皮层时会频繁发生交感神经和副交感神经功能失衡，导致心律失常、心肌损伤、心电传导异常，甚至猝死 [9]。②情绪或躯体压力会导致儿茶酚胺释放增加，从而调节自主神经，引起血管收缩，有稳定斑块的冠状动脉血流量减少，引发Ⅱ型心肌梗死。③儿茶酚胺过度释放会增加心肌细胞的钙离子通透性，导致可逆性心肌细胞损伤和功能障碍 [10]。

4. 结果解读

5%～34% 的患者发生急性缺血性脑卒中时常出现心脏标志物升高 [11]。

在常见的急性缺血性脑卒中患者中，急性心肌损伤通常出现在脑心综合征和急性心脑梗死中。脑心综合征（cerebral cardiac syndrome，CCS）是由于各种脑功能障碍引起的颅内压增高，导致心肌损伤、心律失常和心力衰竭，通常在脑卒中后 3 天内达到顶峰。而急性缺血性脑卒中后 1 个月内发生心血管事件被认为与脑心综合征有关，超过这个时间被视为可能的长期心血管并发症，与脑卒中因果关系较弱。

急性心脑梗死是指同时发生急性心肌梗死和急性脑梗死。一项研究显示，超过 25% 的曾经未患冠心病的急性缺血性脑卒中患者在冠状动脉造影中显示出冠状动脉狭窄超过 50%，这可能是急性心脑梗死发生的潜在原因之一。急性心肌梗死和急性脑梗死具有相同的危险因素，在脑卒中患者中冠状动脉疾病非常常见，并且是导致长期死亡率增加的主要原因。因此，需要小心排除同时存在心肌梗死的可能性。

此外，其他因素如新发的心房颤动、急性心力衰竭、肺栓塞、严重感染等常见的急性缺血性脑卒中并发症也有可能导致高敏肌钙蛋白水平的升高。

5. cTn 检查意义

有研究表明，14% 的缺血性脑卒中、15% 的出血性脑卒中和 21% 的蛛网膜下腔出血患者存在 cTn 水平升高。一项调查研究显示，85% 的 AIS 住院患者接受 cTn 检测，其中 1/5 的患者出现 cTn 水平升高。同时该研究还发现，cTn 水平升高的 AIS 患者 30 天、1 年和 3 年死亡率均明显高于 cTn 水平正常的患者 [12]。此外，一项 Meta 分析显示，脑卒中患者的 cTn 水平升高，且 cTn 的升高可以作为急性脑卒中后 30 天心脑血管不良事件发生率和全因死亡率的独立预测因子 [13]。

【专家点评】

急性脑梗死和急性心肌梗死具有相同的危险因素，大部分患者同时具有冠脉狭窄和脑动脉狭窄的基础，在脑卒中患者中冠状动脉疾病非常常见。脑心综合征是由于各种脑功能障碍引起的颅内压增高，可导致心肌损伤，因此缺血性脑卒中急性期合并 cTn 升高，早期鉴别是否合并冠脉阻塞相关急性心肌梗死对患者后续诊疗具有重要意义。本病例描述了一位脑卒中合并 cTn 升高的患者，通过分析心电图 ST-T 变化、动态监测 cTn、观察临床缺血症状及完善冠脉 CTA 检查等排除急性心肌梗死，该诊疗思维对于脑卒中合并 cTn 升高患者的规范诊疗起到较好的指导作用。

参考文献

[1] 中华医学会神经病学分会，中华医学会神经病学分会脑血管病学组．中国急性缺血性脑卒中诊治指南 2018[J]. 中华神经科杂志，2018, 51:666-682

[2] Powers W.J., Rabinstein A.A., et al. Guidelines for the Early Management of Patients With Acute Ischemic Stroke: 2019 Update to the 2018 Guidelines for the Early Management of Acute Ischemic Stroke: A Guideline for Healthcare Professionals From the American Heart Association/ American Stroke Association[J]. *Stroke*. 2019 Dec;50(12).

[3] 刘丽萍，周宏宇，段婉莹等．中国脑血管病临床管理指南

（第 2 版）（节选）—— 第 4 章　缺血性脑血管病临床管理推荐意见 [J]. 中国卒中杂志 , 2023, 18 (08): 910-933.
[4] Jauch E.C., Saver J.L., Adams H.P. Jr, et al. Guidelines for the early management of patients with acute ischemic stroke: a guideline for healthcare professionals from the American Heart Association/American Stroke Association[J]. *Stroke*. 2013;44(3):870-947.
[5] Feigin VL, Stark BA, Johnson CO, et al. Global, regional, and national burden of stroke and its risk factors, 1990–2019: a systematic analysis for the Global Burden of Disease Study 2019[J]. *Lancet Neurol*. 2021;20(10):795-820.
[6] 中国心血管健康与疾病报告 2022 编写组 . 中国心血管健康与疾病报告 2022[J]. 中国心血管杂志 . 2023;28(04):297-312.
[7] Lin H.B., Li F.X., Zhang J.Y., et al. Cerebral-Cardiac Syndrome and Diabetes: Cardiac Damage After Ischemic Stroke in Diabetic State[J]. *Front Immunol*. 2021;12:737170.
[8] Barber M., Morton J.J., Macfarlane P.W., et al. Elevated Troponin Levels Are Associated with Sympathoadrenal Activation in Acute Ischaemic Stroke[J]. *Cerebrovasc Dis*. 2006;23(4):260-266.
[9] Ozdemir O, Hachinski V. Brain lateralization and sudden death: its role in the neurogenic heart syndrome[J]. *Neurol Sci*. 2008;268(1-2):6-11.
[10] Akwe J, Halford B, Kim E, Miller A. A Review of Cardiac and Non-Cardiac Causes of Troponin Elevation and Clinical Relevance Part II: Non Cardiac Causes[J].*Cardiol Curr Res*. 2018;11(1).
[11] Scheitz J.F., Nolte C.H., Doehner W, Hachinski V, Endres M. Stroke-heart syndrome: clinical presentation and underlying mechanisms[J]. *Lancet Neurol*. 2018;17(12):1109-1120.
[12] Wrigley P, Khoury J, Eckerle B, et al. Prevalence of Positive Troponin and Echocardiogram Findings and Association With Mortality in Acute Ischemic Stroke[J]. *Stroke*. 2017;48(5):1226-1232.
[13] Song H.S., Back J.H., Jin D.K., et al. Cardiac Troponin T Elevation After Stroke: Relationships Between Elevated Serum Troponin T, Stroke Location, and Prognosis[J]. *Clin Neurol*. 2008;4(2):75-83.

十、高敏肌钙蛋白在非心脏手术围术期的应用

【疾病概述】

围术期心肌损伤（perioperative myocardial injury，PMI）是一种常见、缺乏心肌缺血症状、只能通过检测肌钙蛋白发现、与死亡率密切相关，尚无安全有效预防措施防止的心肌损伤。围术期急性心肌梗死（perioperative myocardial infarction，PMI）是一种偶发、有心肌缺血症状和体征、危及患者生命的心脏事件。合并围术期心肌梗死的患者可能因为麻醉或其他镇痛治疗而不伴有明显的缺血症状。然而，无症状性围术期心肌梗死术后 30 天死亡相关性与症状性围术期心肌梗死相当。故临床医师需要在中至高危风险患者进行非心脏手术（non-cardiac surgery，NCS）时尽早完善心血管疾病风险评估。本病例描述的是在非心脏手术围术期进行心血管风险评估的诊疗经过。

1. 诊疗过程

(1) 一般情况：男性，85 岁。

(2) 主诉：双膝关节疼痛不适 10 余年。

(3) 现病史：患者 10 余年前无明显诱因出现双膝关节刺痛，右膝疼痛感较明显，行走时痛感明显，活动后加重，休息后稍缓解，无麻木，无放射痛，无腰部疼痛。10 年来症状反复发作。2023 年 03 月 13 日曾在某医院就诊，2023 年 03 月 14 日拍摄的双膝关节正侧位 DR 提示双膝关节退行性病变，双膝关节 MR 提示双膝关节骨关节炎、关节面软骨损伤、部分缺失、关节面下骨质囊性变及骨髓水肿、内侧半月板撕裂、外侧半月板Ⅱ级信号改变。予“塞来昔布”等治疗后疼痛稍缓解。现仍有疼痛发作，为进一步治疗，来我院就诊，门诊拟“双膝关节炎”收住我科。患者自发病以来，精神、食纳一般，大小便正常，体重无明显变化。

(4) 既往史：高血压病史 20 余年，最高血压 180/100mmHg，平素口服“苯磺酸氨氯地平片、马来酸依那普利片”降压，平素血压控制在（120～130）/（70～80）mmHg，否认患有糖尿病，否认患有冠心病。否认肝炎、结核等传染病史，否认外伤、手术、输血史，有青霉素类过敏史。

(5) 个人史：否认吸烟、饮酒。

(6) 入院查体：体温 36 ℃，脉搏 60 次 / 分，呼吸 18 次 / 分，血压 158/79mmHg。身高 168cm，体重 69kg，体重指数（BMI）为 24kg/m^2；双肺呼吸音清，双肺未闻及干啰音、湿啰音；心前区无隆起，未见异常心尖冲动，各瓣膜区未触及震颤，叩诊心界不大，听诊心率为 60 次 / 分，律齐，各瓣膜区未闻及病理性杂音，未

闻及心包摩擦音；腹部平软，无压痛及反跳痛，肝肋下未触及；四肢肌力Ⅴ级，生理反射正常，病理反射未引出；跛行步态，双膝关节明显内翻畸形，双膝关节未见明显皮温升高，双下肢无浅表静脉曲张，无明显萎缩；双膝内侧压痛，双膝关节活动可触及骨性摩擦感，右膝关节活动度为30°～110°，左膝关节活动度为20°～120°；双膝Mcmurray征（+），双膝侧方应力实验（-）。双下肢肌力Ⅴ级，肌张力正常，足背动脉搏动良好，双下肢感觉未见异常。

(7) 初步诊断：①双膝关节炎；②高血压3级。

(8) 实验室检查异常结果见表3-42，入院心电图结果见图3-60。

(9) 诊疗思路：患者85岁高龄，既往有高血压病史，拟行右膝关节置换术，该手术属于中危风险手术，需对患者进行围术期心血管风险评估，拟完善心脏标志物及心脏相关辅助检查进行初步评估。

患者入院后进行术前心血管风险评估，高敏肌钙蛋白I升高，伴心电图前间壁导联异常Q波，不能除外近期发生过心肌梗死事件，予完善超声心动图及冠状动脉CTA进一步评估心血管情况。

胸部X线片（图3-61），双下肢、双侧膝关节X线片（图3-62），超声心动图影像结果（图3-63）、双下肢血管超声影像结果（图3-64）、冠状动脉CTA影像结果（图3-65）。

患者超声心动图及冠状动脉CTA未见明显异常，RCRI评分0分、低危，拟择期行右膝关节置换术。术后注意复查监测全血细胞计数、炎症标志物、心脏标志物，注意围术期并发症的发生。

(10) 术后实验室异常检查结果（表3-43）。

(11) 最终诊断：①双膝关节炎；②高血压3级。

2. 病例分析

患者因“双膝关节疼痛不适10余年”于本院就诊，考虑诊断“骨关节炎”，拟行膝关节置换术，完善术前心血管风险评估提示高敏肌钙蛋白I升高，心电图提示异常Q波，进一步完善冠状动脉CTA明确并无血管病变，超声心动图提示心功能尚可，可予以行手术治疗。术后监测hs-cTnI较前无明显变化，提示该患者未发生PMI，但患者术前hs-cTnI基线升高，仍需密切观察预后，建议心内科门诊定期随诊。

【知识拓展】

近年来，我国的心血管疾病患病率逐年上升，与此同时，外科手术的数量也在不断增加。一些患者在手术前都患有心血管疾病或存在心血管疾病的危险因素。这种情况使得围术期发生心血管并发症的风险增加，而这些并发症是围术期死亡的主要原因。因此，临床医生需要对这类患者进行心血管风险评估，以确定最佳的手术时机并相应调整患者目前使用的心血管药物，以尽可能减少围术期发生心血管事件的风险。

1. 临床诊疗

围术期主要心血管不良事件（major adverse cardiovascular event，MACE）的发生率与手术类型密切相关。开放性或对血流动力学影响较大的手术被认为是高风险手术，高风险手术的MACE发生率＞5%[1]（表3-44）。

2023年中国《非心脏外科手术围术期心血管疾病管理中国专家共识》提出，为了评估围术期MACE的发生风险，需要先明确患者的心血管疾病史、心血管疾病危险因素及心血管系统体格检查异常表现[2]。目前，可以使用风险评分系统辅助工具进行评估，其中改良心脏风险评估指数（revised cardiac risk index，RCRI）是一个简单易用的评分工具（表3-45）。然而，需要注意的是，RCRI主要用于评估既往无心血管疾病的非老年患者在接受NCS时围术期MACE风险是否升高。根据中国人群的研究结果发现，在高危患者中，RCRI对心血管事件的预测存在局限性，特别是对于已有明确心血管疾病或高龄患者。所以，不推荐在围术期心血管事件风险评估时单纯依赖特定的评分系统，而是需要结合临床情况进

表 3-42 实验室检查异常结果

项目	指标	结果	参考范围	结果标识
自身免疫指标	血清淀粉样蛋白 A（SAA）	14.8mg/L	低于 10mg/L	↑
骨代谢分子标志物	Ⅰ型原胶原 C 端前肽（PICP）	41.75ng/ml	20～76ng/ml	↑
心脏标志物检测	高敏肌钙蛋白 I（hs-cTnI）	36ng/L	• 女＜15.3ng/L • 男＜31.3ng/L • 总体＜24.2ng/L	↑

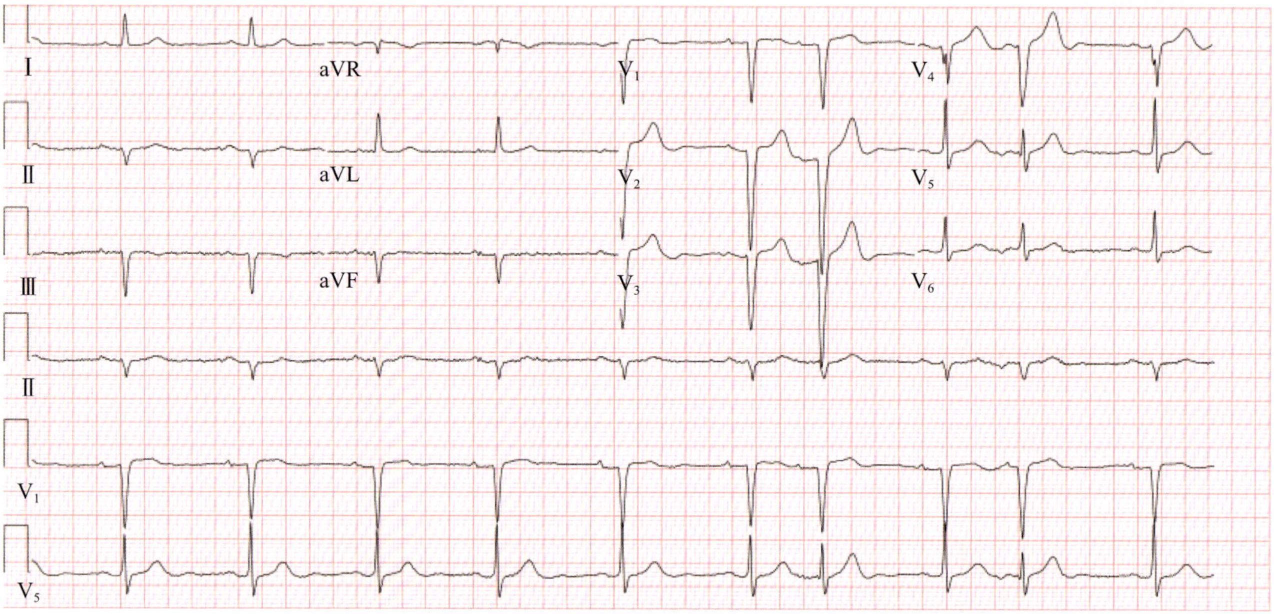

▲ 图 3-60 入院心电图显示，窦性心律伴房性期前收缩、电轴左偏、异常 Q 波

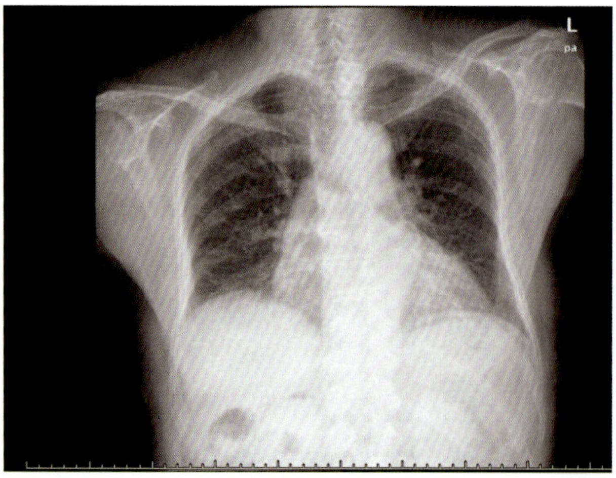

▲ 图 3-61 胸部 X 线片：心影增大，主动脉硬化，双肺散在纤维、增殖灶

行综合评估。此外，在 2020 年的《心脏病患者非心脏手术围麻醉期中国专家临床管理共识》中提到，对于重症冠心病患者接受中高危手术，应在术前进行股动脉超声检查，以便为术中、术后可能需要进行主动脉球囊反搏辅助治疗的情况做好通路准备[3]。此外，具体的手术方式、是否急诊或限期手术应根据患者的个体情况进行个体化处理（图 3-66）。

在评估围术期的心脏并发症风险时，建议结合患者既往有无心脏疾病或目前心脏的基本情况，并加入已经广泛使用的可探查且量化预后的心脏标志物[1]。针对已知有心血管疾病（CVD）

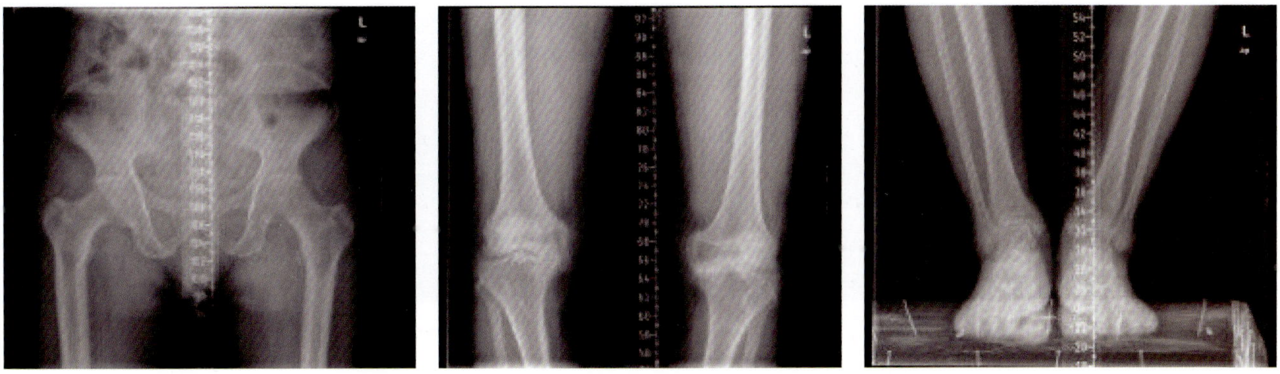

▲ 图 3-62　双下肢及膝关节 X 线片：双膝关节骨关节炎，伴双膝内翻，双下肢大致等长

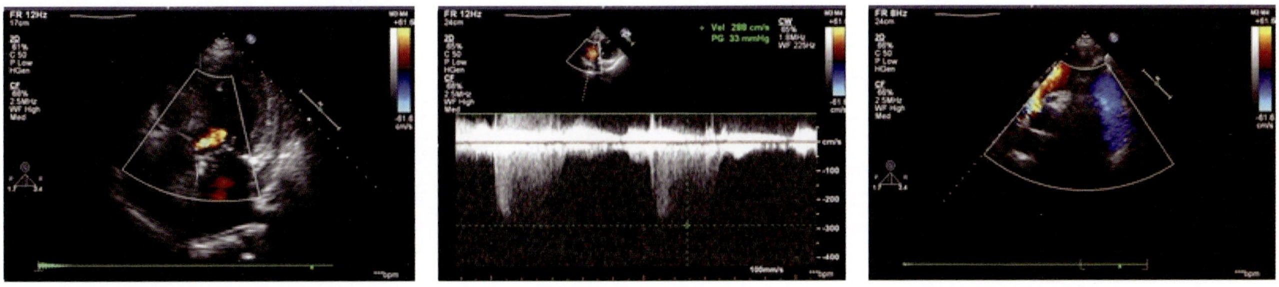

▲ 图 3-63　超声心动图：升主动脉增宽，左、右心房及左心室增大，主动脉瓣关闭不全（轻度），二尖瓣关闭不全（轻度），肺动脉高压（轻度），左心室收缩功能正常，舒张功能减低（Ⅱ级），右心室收缩功能正常

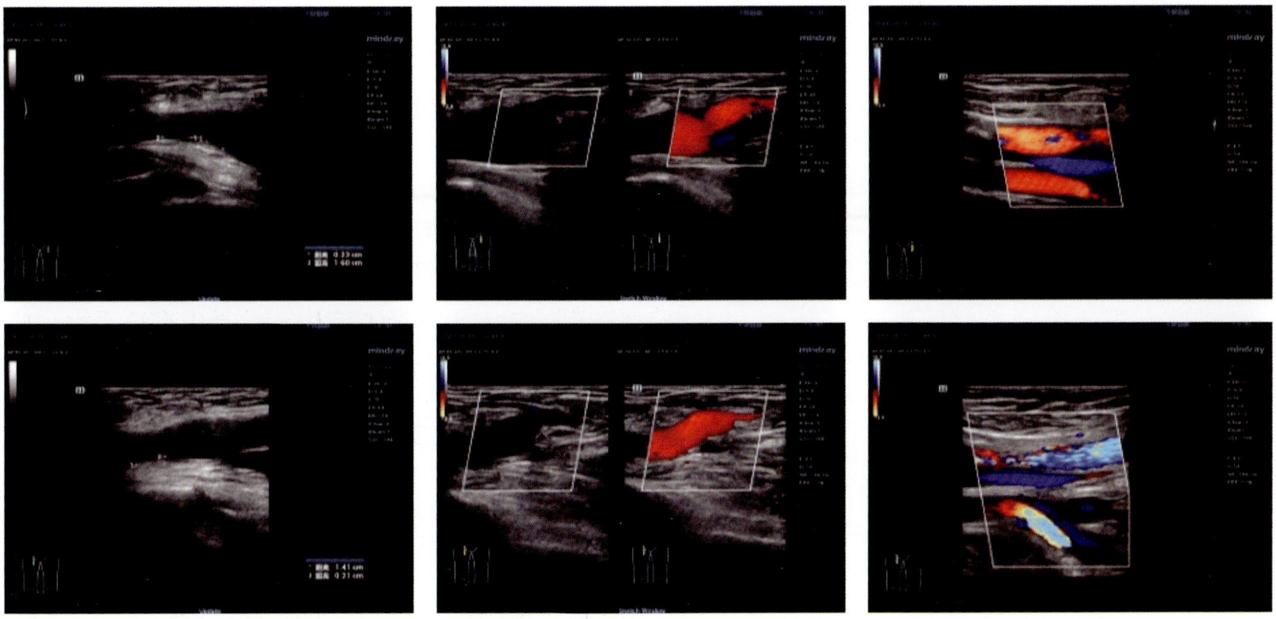

▲ 图 3-64　双下肢血管超声：双下肢动脉硬化伴双侧股总动脉斑块，下肢深静脉血流通畅，瓣膜功能良好，未见血栓形成；大隐静脉通畅，根部未见扩张；双小腿未见明显扩张交通静脉

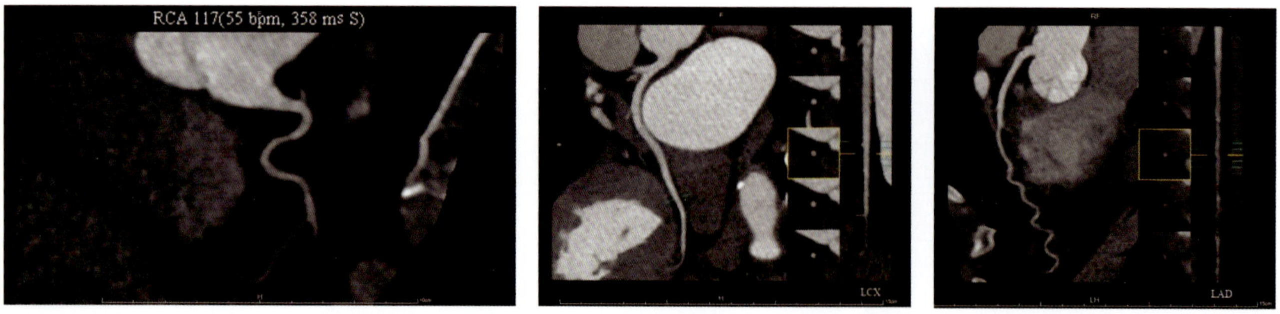

▲ **图 3-65　冠状动脉 CTA：冠状动脉 CT 未见异常，主动脉瓣硬化，纵隔、双侧肺门及下腔静脉旁多发淋巴结钙化，肝囊肿，双侧胸腔少量积液**

表 3-43　术后实验室检查异常结果

项　目	指　标	结　果	参考范围	结果标识
全血细胞计数	白细胞计数（WBC）	12.7×10^9/L	3.5～9.5×10^9/L	↑
	中性粒细胞百分比（NEU%）	86.3%	50%～70%	↑
	血红蛋白（Hb）	115g/L	120～160g/L	↓
炎症标志物	C 反应蛋白（CRP）	109.97mg/L	0.068～8.2mg/L	↑
心脏标志物检测	高敏肌钙蛋白 I（hs-cTnI）	34ng/L	• 女＜15.3ng/L • 男＜31.3ng/L • 总体＜24.2ng/L	↑
	N 末端 B 型利钠肽前体（NT-proBNP）	398pg/ml	低于 125pg/ml	↑
D- 二聚体及凝血功能检测	活化部分凝血活酶时间（APTT）	33.5s	23～37s	↑
	D- 二聚体（D-Dimer）	4.19mg/L	低于 0.5mg/L	↑

表 3-44　基于 MACE 发生风险的非心脏外科手术分类

分　类	MACE 发生风险	手术类型
低风险手术	＜1%	乳腺、口腔、甲状腺、眼科手术、妇科小手术、骨科小手术（如半月板切除）、整形手术、浅表手术、泌尿外科小手术（如经尿道前列腺切除）、胸腔镜下小范围肺切除术
中风险手术	1%～5%	颈动脉内膜剥脱术、无症状患者的颈动脉支架置入术、动脉瘤腔内修复术、头颈部手术、脾切除术、食管裂孔疝修补术、胆囊切除术等腹腔手术、胸腔内非大型手术、脊柱和髋关节手术、周围血管造影、肾脏移植术、泌尿外科或妇科大型手术
高风险手术	＞5%	肾上腺切除术、主动脉和大血管手术、有症状患者的颈动脉支架植入术、十二指肠胰腺手术、胆切除术、胆管手术、食管切除术、下肢急性缺血的血供重建或截肢手术、全肺切除术（胸腔镜或开胸手术）、肺或肝移植、肠穿孔修复术、全膀胱切除术

表 3-45　改良心脏风险评估指数评分细则

项　目	得　分
缺血性心脏病史	1
充血性心力衰竭病史	1
脑血管病史	1
糖尿病需胰岛素治疗	1
术前血清肌酐水平＞177μmol/L（2.0mg/dl）	1
高风险手术	1
总分	6

注．缺血性心脏病史包括既往心肌梗死、运动试验阳性、主诉缺血性胸痛或使用硝酸酯、心电图发现病理性 Q 波、接受冠状动脉旁路移植术或血管成形术；充血性心力衰竭病史包括有肺水肿、夜间阵发性呼吸困难症状、查体发现双肺湿啰音或第三心音奔马律、胸部 X 线片发现肺瘀血；脑血管病病史包括脑卒中或短暂性脑缺血发作史；高风险手术定义为腹膜内、胸廓内的手术或腹股沟以上的周围血管手术

或存在 CVD 危险因素（包括年龄≥65 岁）或提示 CVD 症状、体征的患者，或者在评估手术后 30 天心血管死亡或非致命性心肌梗死基线风险＞5% 的患者中（如术前 BNP/NT-proBNP 升高或如果没有 BNP/NT-proBNP 基础值，RCRI 得分≥1、年龄为 45—64 岁、既往有心血管疾病的人群或年龄≥65 岁以上人群），中至高危非心脏手术前、术后 24h、48h 进行 hs-cTn 测定，以发现可能被麻醉或其他疼痛掩盖的心肌损伤或者心肌梗死[4]。

2. 流行病学

据 2022 年 ESC 指南估计，全球年手术量超过 3 亿例，涉及人数约占全球总人口的 5%，其中 85% 是非心脏手术[5]。非心脏手术术后 30 天患者死亡率为 0.5%～2%，围术期心肌损伤 / 梗死（perioperative myocardial injury/infarction，PMI）是常见的心血管并发症，其发生率为 3.5%～19.1%[6, 7]。

3. 心肌损伤机制

在非心脏手术围术期，多种因素都可能导致患者的 cTn 水平升高。外科手术所致炎症、血管痉挛、血液高凝和血流动力学不稳定等因素，导致心肌细胞通透性增加、心肌细胞肿胀坏死、整合素和儿茶酚胺类物质释放等，促使心肌细胞释放 cTn。此外，患者术后存在多种并发症也会导致心肌受损，如感染、脓毒症、肺栓塞、COPD、心律失常、心力衰竭、脑卒中等[6]。研究表明，非心脏手术中心肌损伤还与手术应力直接损伤和心动过速导致的心肌需氧量增加有关[8, 9]。

4. 结果解读

间隔 2～4h 连续采血检测，hs-cTn 变化≥20% 可认为是急性、进行性心肌损伤，需要暂缓手术。若 hs-cTn 变化＜20%，则为慢性、稳定性心脏疾病，可根据临床是否伴有缺血症状、ECG 改变、影像学证据等酌情考虑是否手术。若经过复查肌钙蛋白非但没有改善反而有升高趋势，需暂缓择期手术。术后管理中建议术后 48～72h 内每天测定肌钙蛋白，必要时进行床旁超声心动图检查[3]。

5. cTn 检查意义

Meta 分析发现，接受非心血管手术的患者术后 cTn 水平升高是 MACE 和全因死亡的独立预测因子，cTn 水平升高的患者在 30 天和 1 年内发生 MACE 的风险分别升高 4.9 倍和 2 倍，死亡风险分别升高 2.5 倍和 1.5 倍[10]。同时，患者短期（30 天）和长期（5 年）死亡风险均随术后 cTnT 峰值水平升高而上升[11, 12]。此外，术前 cTn 基线水平升高也是不良预后的预测因子，与术后 3 年内死亡率的明显增加相关[10, 13]。

【专家点评】

鉴于我国人口老龄化加剧，CVD 治疗率不够理想，CVD 患者 NCS 术后的心血管并发症更加严峻，应引起临床工作者的重视。围术期心肌梗死 / 心肌损伤不论是否有临床症状，均显著增加 30 天死亡风险。本病例描述了一例 85 岁高龄患者（20 年高血压病史），因膝关节炎，拟行右膝关节置换术，术前通过 RCRI 评分、心脏基础情况（既往心脏疾病史、心电图、超声心动图、BNP）、心血管疾病危险因素分析、高敏肌钙蛋白 I 检查进行非心脏手术围术期心血管风险评估，同时监测术后 24h、48h 高敏肌钙蛋白

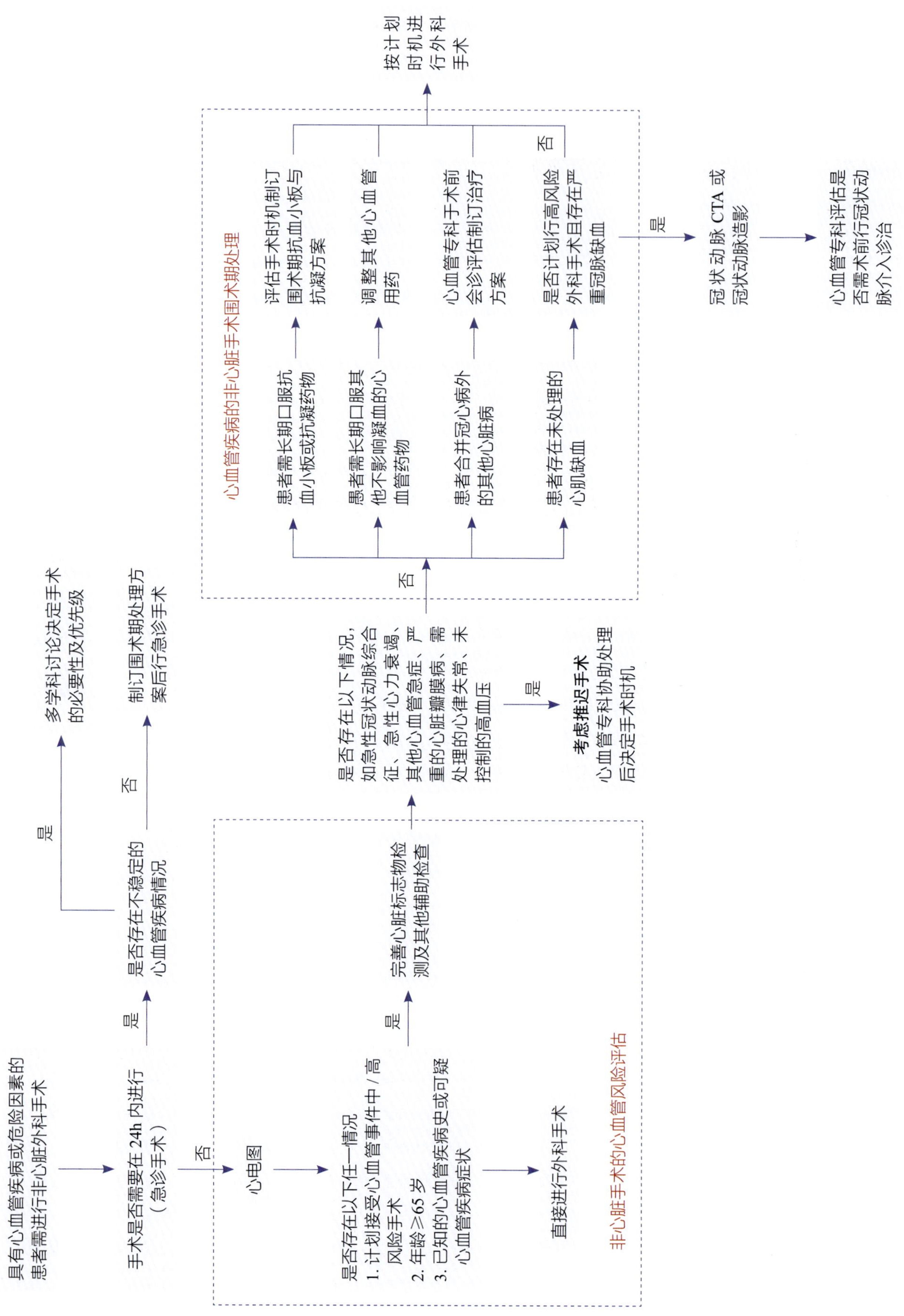

▲图 3-66 非心脏外科手术围术期心血管疾病管理流程图

I进一步准确排除急性心肌损伤病变，评估患者预后。这种科学的心血管风险评估方式有望改善中高危非心脏手术患者预后，具有重要的临床指导价值。建议在接受中高危NCS的患者中进行PMI监测，提高识别围术期心血管并发症的意识。

参考文献

[1] Potpara, T. S., Ristić, A., Sade, L. E., ESC Scientific Document Group (2022). 2022 ESC Guidelines on cardiovascular assessment and management of patients undergoing non-cardiac surgery[J]. *European heart journal*, 43(39), 3826–3924

[2] 中华医学会心血管病学分会，中华心血管病杂志编辑委员会．非心脏外科手术围术期心血 管疾病管理中国专家共识 [J]. 中华心血管病杂志，2023, 51(10): 1043-1055.

[3] 赵丽云，徐铭军，朱斌，等．心脏病患者非心脏手术围麻醉期中国专家临床管理共识 (2020)[J]. 麻醉安全与质控，2021(002):005.

[4] Duceppe, E , et al. Canadian Cardiovascular Society Guidelines on Perioperative Cardiac Risk Assessment and Management for Patients Who Undergo Noncardiac Surgery[J]. *Canadian Journal of Cardiology* 2017,33(1),17-32.

[5] Halvorsen S, Mehilli J, Cassese S, et al. 2022 ESC Guidelines on cardiovascular assessment and management of patients undergoing non-cardiac surgery: Developed by the task force for cardiovascular assessment and management of patients undergoing non-cardiac surgery of the European Society of Cardiology (ESC) Endorsed by the European Society of Anaesthesiology and Intensive Care (ESAIC)[J]. *Eur Heart*. 2022;43(39):3826-3924.

[6] Ruetzler K, Khanna AK, Sessler DI. Myocardial Injury After Noncardiac Surgery: Preoperative, Intraoperative, and Postoperative Aspects, Implications, and Directions[J]. *Anesth Analg*. 2020;131(1):173.

[7] Gao L, Chen L, He J, et al. Perioperative Myocardial Injury/Infarction After Non-cardiac Surgery in Elderly Patients[J]. *Front Cardiovasc Med*. 2022;9:910879.

[8] van Klei WA, van Waes JAR, Beattie WS. Routine post-operative troponin surveillance after non-cardiac surgery: are we ready[J]? *Eur Heart*. 2023;44(36):3440-3442.

[9] Buse GL, Matot I. Pro-Con Debate: Cardiac Troponin Measurement as Part of Routine Follow-up of Myocardial Damage Following Noncardiac Surgery[J]. *Anesth Analg*. 2022;134(2):257.

[10] Ekeloef S, Alamili M, Devereaux PJ, Gögenur I. Troponin elevations after non-cardiac, non-vascular surgery are predictive of major adverse cardiac events and mortality: a systematic review and meta-analysis[J]. *BJA Br J Anaesth*. 2016;117(5):559-568.

[11] Writing Committee for the VISION Study Investigators. Association of Postoperative High-Sensitivity Troponin Levels With Myocardial Injury and 30-Day Mortality Among Patients Undergoing Noncardiac Surgery[J]. *JAMA*. 2017;317(16):1642-1651.

[12] Reed GW, Horr S, Young L, et al. Associations Between Cardiac Troponin, Mechanism of Myocardial Injury, and Long-Term Mortality After Noncardiac Vascular Surgery[J]. *Am Heart Assoc*. 6(6):e005672.

[13] Nagele P, Brown F, Gage BF, et al. High-sensitivity cardiac troponin T in prediction and diagnosis of myocardial infarction and long-term mortality after noncardiac surgery[J]. *Am Heart* . 2013;166(2):325-332.e1.

十一、高敏肌钙蛋白在免疫检查点抑制剂相关心肌炎患者中的应用

【疾病概述】

免疫检查点抑制剂（immune checkpoint inhibitors，ICI）作为肿瘤治疗领域的一大突破，为众多患者带来了显著的生存获益。然而，伴随着这一治疗方法的广泛应用，其引发的免疫毒性逐渐显现，成为临床实践中亟待解决的问题。尤其是ICI相关心肌炎，其致死率在所有器官免疫毒性中居高不下，已成为导致患者短期内死亡的重要原因之一，“肿瘤心脏学”是目前临床关注的热点。因此，临床医生必需高度警惕，通过早发现、早关注和早干预的方式，以期降低这一严重并发症的发生率，从而提高患者的生存质量，延长其寿命。本病例是一位肺腺癌患者使用帕博利珠单抗后出现心脏标志物升高后诊断为ICI相关心肌炎的诊疗过程。

1. 诊疗过程

(1) 一般情况：女性，38岁。

(2) 主诉：颈部腰部疼痛半年余。

(3) 现病史：患者半年前无明显诱因出现腰颈部疼痛，于外院行CT检查提示腰颈椎病，予中医治疗，疼痛仍有反复发作，2个月前复查腰椎颈椎MRI检查提示斜坡、缩减脊柱椎体及附件、双髂骨异常信号，考虑转移瘤或骨髓瘤，前者可能性大。完善PET-CT检查提示右肺门处见结节状高代谢病灶，考虑为右肺中央型肺癌可能。间断出现活动后气短、乏力，无咳嗽、咳痰、咯血、头痛、头晕、恶心、呕吐、腹痛、腹胀、腹泻、畏寒、发热等不适，于我院门诊就

诊，最终诊断为肺腺癌多发转移，6 月初予以培美曲塞 0.8g+ 卡铂 900mg，第 2 天应用帕博利珠单抗 100mg 治疗 1 周期，1 个月后予以第一天培美曲塞 0.8g+ 卡铂 800mg+ 第 2 天予以帕博利珠单抗 200mg 治疗，此次为继续化疗入院。

(4) 既往史：否认高血压、冠心病、糖尿病病史，否认肝炎、结核等传染病病史，否认外伤、手术、输血史，否认食物、药物过敏史。

(5) 个人史：否认吸烟、饮酒史。

(6) 入院查体：体温 36.8℃、脉搏 108 次/分、呼吸 20 次/分、血压 119/79mmHg。ECOG 评分 1 分，神清、轻度贫血貌，右侧视力下降，眼球各项运动正常，右侧对光反射减弱，双侧瞳孔等大等圆，无眼睑下垂，无结膜充血、水肿；浅表淋巴结未触及明显肿大，双肺呼吸音清，未闻及明显干啰音、湿啰音；心律齐，未闻及明显杂音；腹软，无压痛、反跳痛，肝脾肋下未触及，双下肢无水肿，病理征未引出。

(7) 初步诊断：肺腺癌合并多发转移。

(8) 实验室检查异常指标（表 3–46）、超声心动图（图 3–67）及心电图（图 3–68）。

(9) 诊疗思路：患者入院后进行初步情况评估，高敏肌钙蛋白 I、肝酶、心肌酶及肌酶明显升高，完善心电图可见前壁导联 ST 段抬高，追问患者症状后反馈近来常有活动后心悸，首先请心血管内科会诊排除心肌梗死，心内科会诊表示有行急诊冠状动脉造影指征，建议完善冠状动脉造影检查排除急性冠状动脉综合征。

冠状动脉造影结果（图 3–69）；心脏磁共振检查影像结果（图 5–71）及出院后复查心电图（图 5–72）。根据患者目前造影结果和临床表现，可基本排除急性心肌梗死可能。患者 hs-cTnI 升高，心电图可见前壁导联 ST 段抬高，患者近期无感染症状，结合患者免疫检查点抑制剂用药史，考虑诊断为 ICI 相关心肌炎，予以甲泼尼龙治疗，持续监测心脏标志物（表 3–47，图 3–70）观察病情，择期完善磁共振（图 3–72）检查进一步评估心脏情况。

(10) 最终诊断：①肺腺癌合并多发转移；② ICI 相关心肌炎。

表 3–46　实验室检查异常结果

项　目	指　标	结　果	参考范围	结果标识
全血细胞计数	血红蛋白（HGB）	99g/L	130～175g/L	↓
D– 二聚体及凝血功能检测	凝血酶原时间（PT）	12.9s	9.8～12.1s	↑
	纤维蛋白原（FIB）	6.11g/L	2.00～4.00g/L	↑
	D– 二聚体（D-D）	1.22mg/L	0.00～0.55mg/L	↑
炎症标志物	C 反应蛋白（CRP）	66.58mg/L	0.0～10.0mg/L	↑
	降钙素原（PCT）	0.098ng/ml	＜0.05ng/ml	↑
心脏标志物检测	高敏肌钙蛋白 I（hs-cTnI）	469ng/L	• 女＜15.3ng/L • 男＜31.3ng/L • 总体＜24.2ng/L	↑
	肌红蛋白（MYO）	134ng/ml	28.0～72.0ng/ml	↑
	肌酸激酶（CK）	774U/L	26～74U/L	↑
	肌酸激酶同工酶（CK-MB）	33.8U/L	0～24U/L	↑

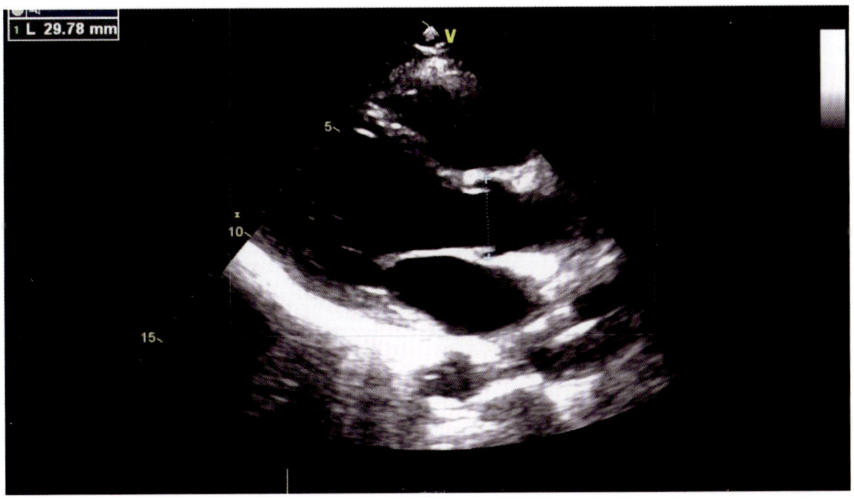

◀ 图 3-67　超声心动图：心脏大体结果未见明显异常，左心室舒张功能减低（Ⅰ级），左心室整体收缩功能测值正常

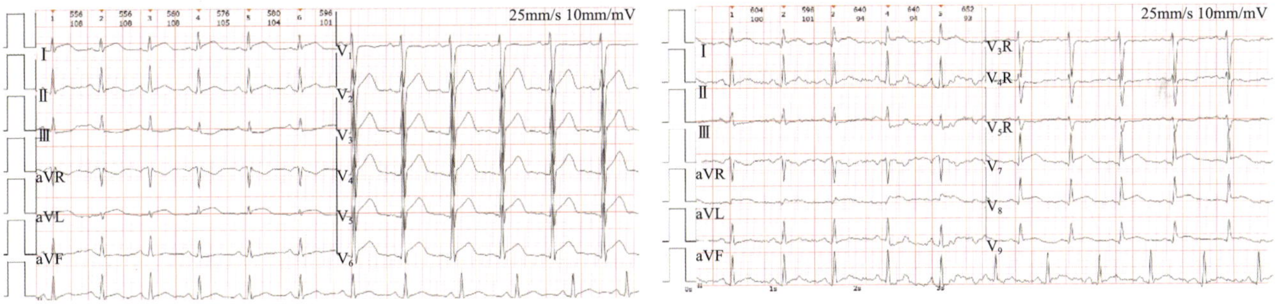

▲ 图 3-68　心电图显示窦性心律、前壁导联 ST 段抬高

2. 病例分析

患者明确诊断肺腺癌伴多发转移，既往已行 2 次免疫检查点抑制剂治疗，此次为行第 3 次免疫检查点抑制剂治疗入院，入院 2 周前 hs-cTn 值正常，入院后 hs-cTnI 结果回报升高至危急值，完善心电图可见前壁导联及侧壁导联均有 ST 段抬高，超声心动图未见明显异常，但患者偶有活动后心悸症状，急请心内科会诊，完善冠状动脉造影检查未见明显狭窄，结合患者 ICI 用药史，考虑 ICI 相关性心肌炎可能性大，第 3 日复查 hs-cTnI 较前仍升高，予激素治疗后复查 hs-cTnI 较前明显减低，心电图也恢复至正常，明确诊断 ICI 相关性心肌炎（图 3-73）。

【知识拓展】

近年来，免疫检查点抑制剂在恶性肿瘤治疗中的应用越来越广泛，已经从最开始的黑色素瘤扩展至约 11 种恶性肿瘤，包括非小细胞肺癌、肝癌、肾细胞癌等，并达到令人振奋的疗效。与此同时，该类药物对全身器官的免疫毒性也不容忽视，特别是 ICI 相关心肌炎，其致死率在所有器官免疫毒性疾病中位居前列，已经成为导致患者短期内死亡的重要原因。

1. 临床诊疗

2021 年 ASCO 发表 *Management of immune-related adverse events in patients treated with immune checkpoint inhibitor therapy：ASCO Guideline update* 中针对 ICI 的心肌毒性管理（图 3-74），首先建议完善心电图，其次完善肌钙蛋白（cTn）和肌酸激酶（CK）排查是否同时存在肌炎的可能，尤其是同时接受免疫检查点抑制剂组合治疗的患者。如果测值升高需要连续监测，且需要密切注意心肌炎、心包炎、肌炎等。据研

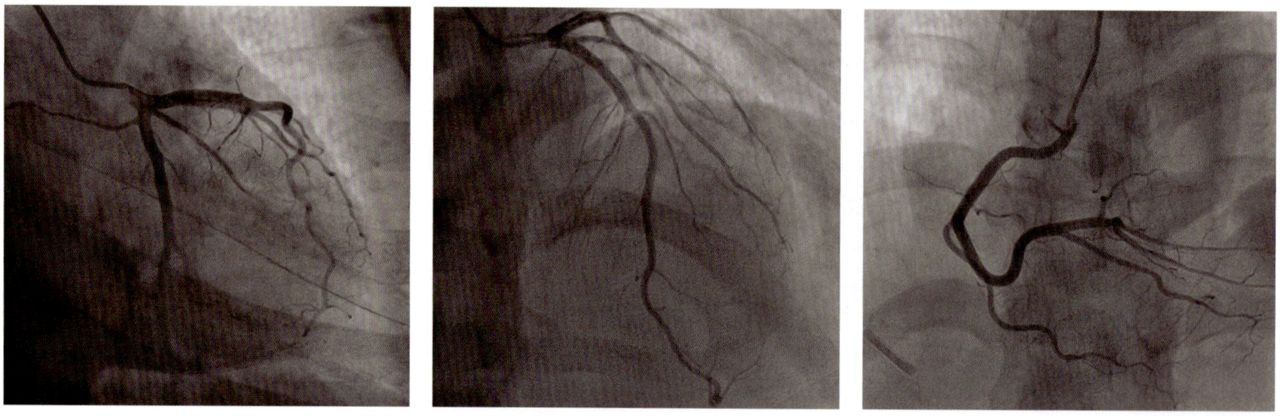

▲ 图 3-69　冠状动脉造影结果：左主干正常，前降支近段轻度粥样硬化、回旋支大致正常，右冠状动脉轻度粥样硬化

表 3-47　用药治疗期间实验室检查的各项异常结果

项　目	指　标	结　果	参考范围	结果标识
全血细胞计数	血红蛋白（HGB）	91g/L	130～175g/L	↓
心脏标志物检测	高敏肌钙蛋白 I（hs-cTnI）	503ng/L	• 女＜15.3ng/L • 男＜31.3ng/L • 总体＜24.2ng/L	↑
	乳酸脱氢酶（LDH）	976U/L	313～618U/L	↑
	肌酸激酶（CK）	731U/L	55～170U/L	↑
	肌酸激酶同工酶（CK-MB）	19.01U/L	＜4.87U/L	↑

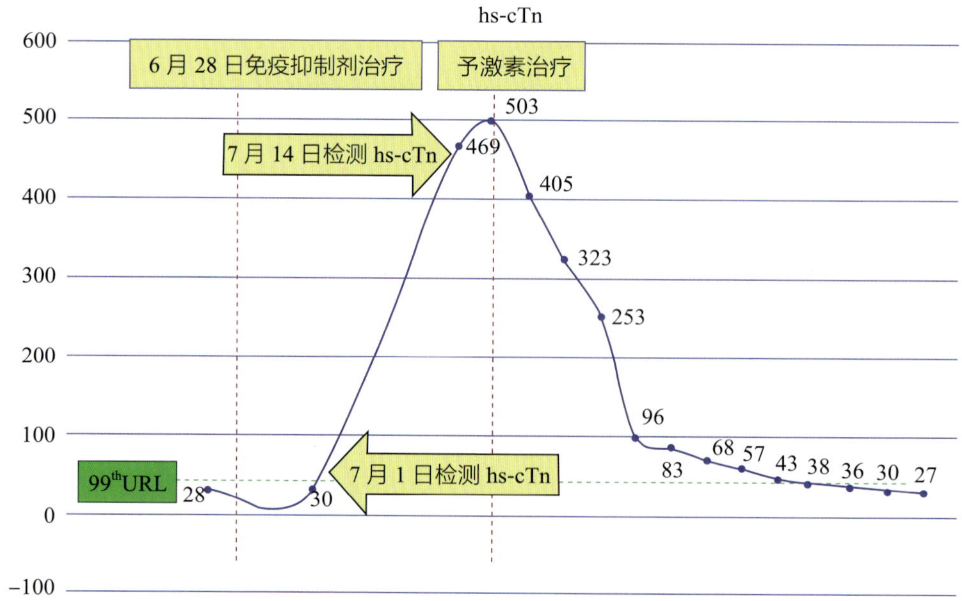

▲ 图 3-70　高敏肌钙蛋白 I 演变与诊疗关系图

究显示，患有 ICI 相关心肌炎的患者约有 90% 会出现 cTn 水平升高，并且通常比临床症状出现更早，且升高的程度与病情严重程度呈正相关。此外，肌红蛋白（Mb）、肌酸激酶、肌酸激酶同工酶（CK-MB）、天冬氨酸转移酶及乳酸脱氢酶等指标在 ICI 相关心肌炎患者上也会升高，如合并肌炎则 Mb 和 CK 显著升高。心肌炎患者的 Mb、CK 和 CK-MB、cTn 持续升高时间明显超过心肌梗死患者，危重患者上述检验结果恢复时间甚至可达数周，其在无法进行冠状动脉影像学检查的情况下有助于鉴别诊断。同时，建议完善利钠肽（BNP 或 NT-proBNP）、超声心动图、胸部 X 线，以及心内科建议完善的压力负荷试验、心脏导管检查、心脏磁共振等检查进一步评估病情严重程度[1]。

2023 CSCO 发布的《免疫检查点抑制剂相关的毒性管理指南》及 2020 年《免疫检查点抑制剂相关心肌炎监测与管理中国专家共识 2020 版》一致认为，针对 ICI 的心脏毒性处理推荐采用主动监测策略（proactive monitoring strategy，PMS），包括用药前基线评估和用药后的定期监测。基线评估通过收集基础病史、临床表现、体格检查，首次心脏标志物、利钠肽、D– 二聚体、心电图和超声心动图等检查来完成。定期监测可以通过电话、门诊等方式进行，监测内容包括症状、体征、心电图和心脏标志物等，超声心动图无须定期监测[2, 3]。在开始用药的前 3 个月，应密切随访患者症状和体征变化，并在首剂治疗后

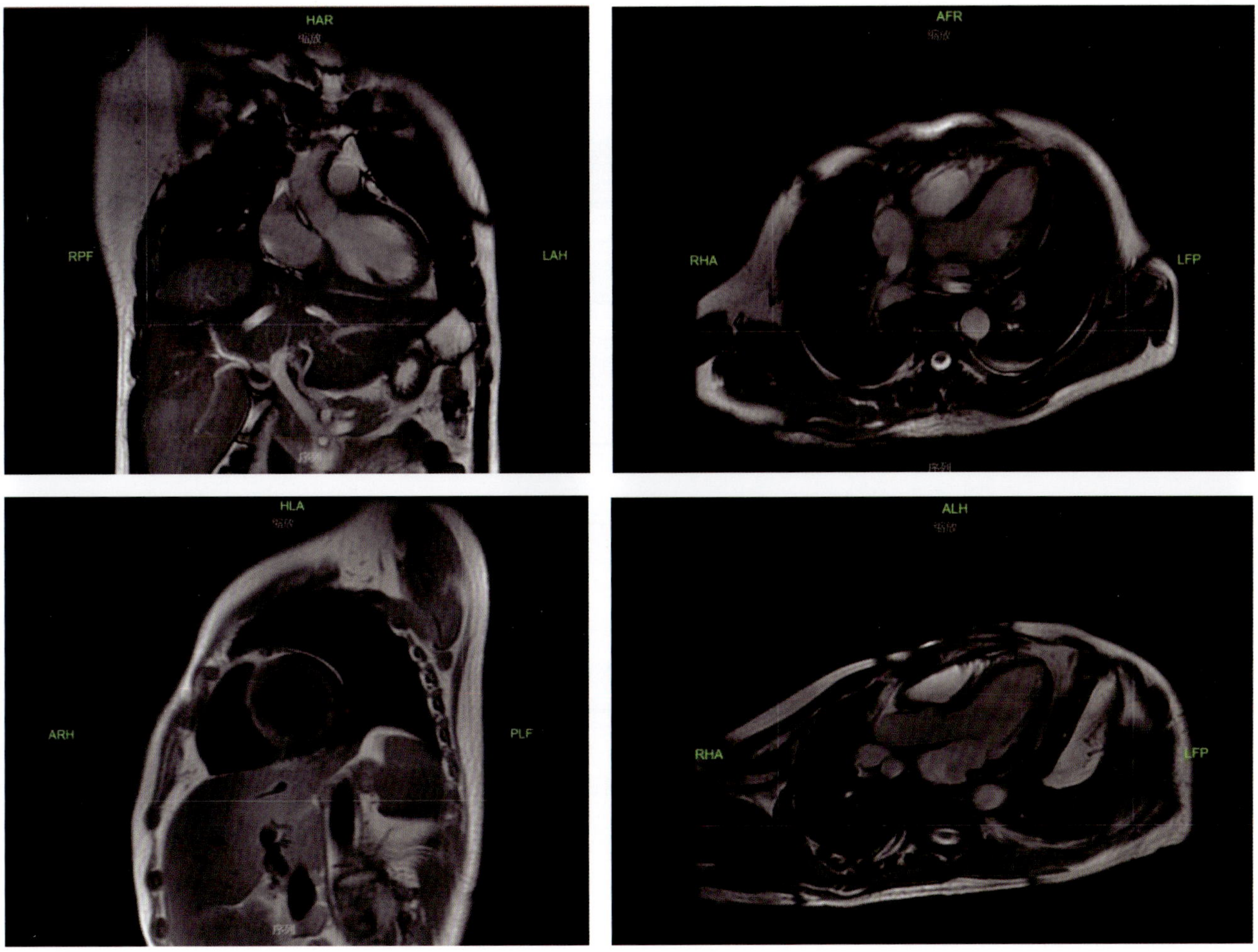

▲ 图 3–71　心脏磁共振结果：心脏形态扫描、增强未见明显异常，各瓣膜运动良好

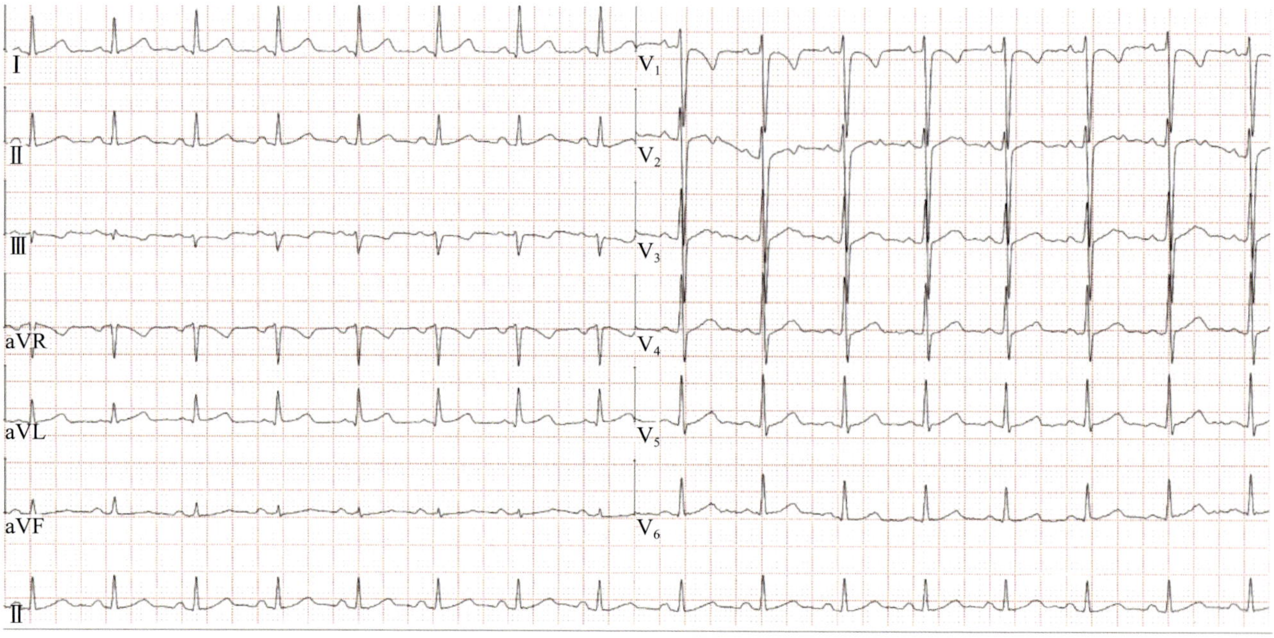

▲ 图 3-72　出院后 1 个月随访复查心电图显示，正常范围心电图

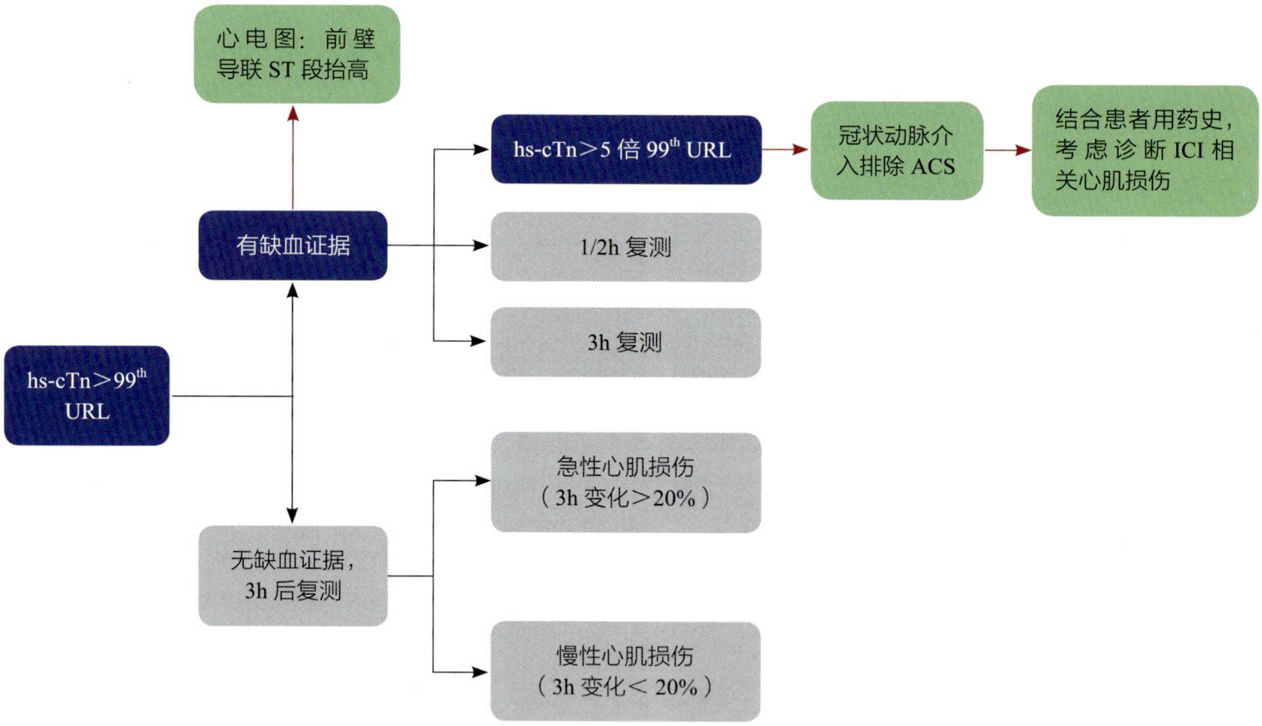

▲ 图 3-73　运用高敏肌钙蛋白进行疾病诊断的思维导图

7 天内复查心脏标志物和心电图。对于接受 ICI 双周方案的患者，在第 2～9 个治疗周期内（接受 ICI 三周方案的患者在第 2～6 个治疗周期内），每次给药前均需要详细询问患者症状，进行体格检查和心电图检查，完善 cTn 监测，并考虑联合检测利钠肽、Mb 或 CK。之后，在每个治疗

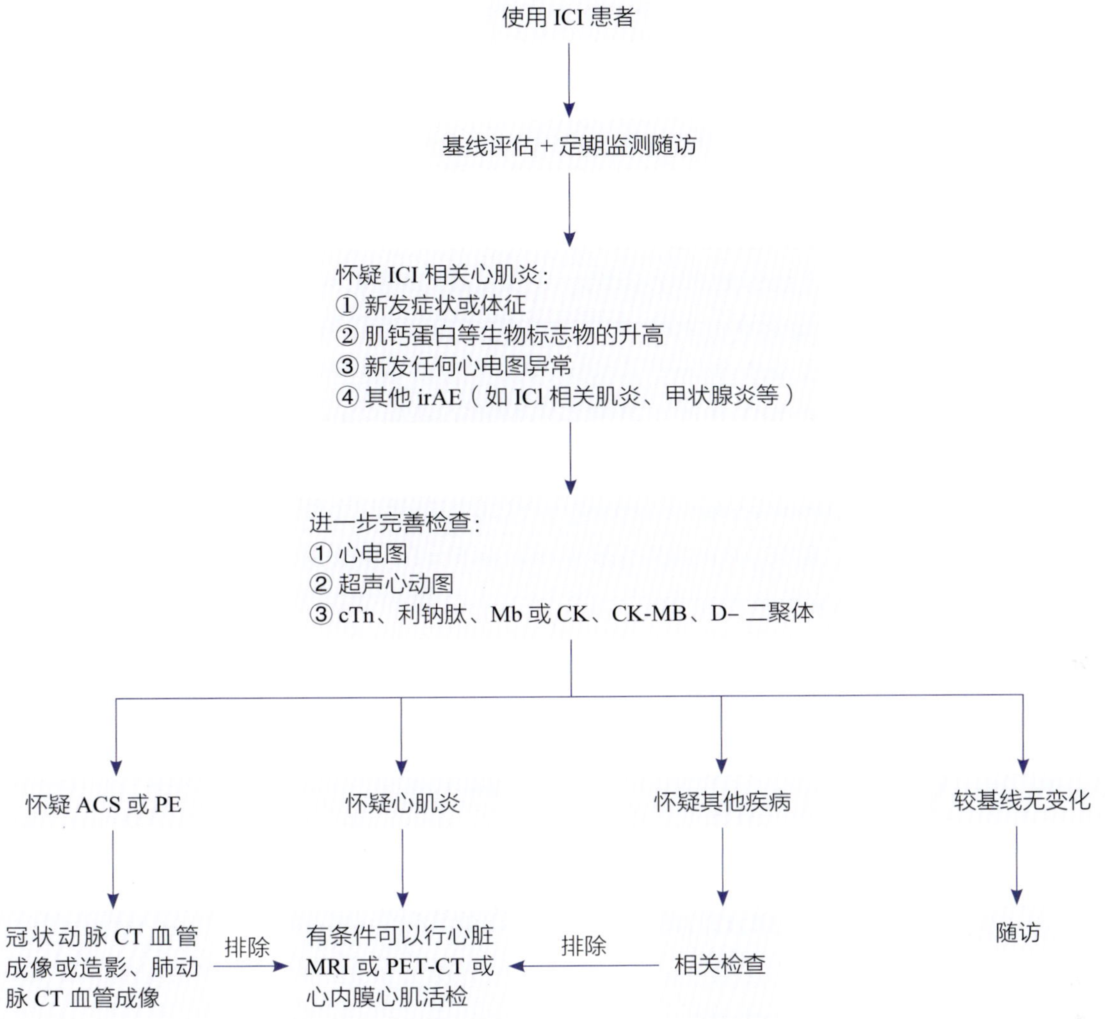

▲ **图 3–74 ICI 相关心肌炎诊断流程图**

ICI. 免疫检查点抑制剂

周期前均需要询问患者症状，进行体格检查，复查心电图，在有指征时复查 cTn、利钠肽、Mb 或 CK。如果在监测过程中发现 cTn 升高（利钠肽、Mb 或 CK 异常）或心电图出现任何新的改变，就需要暂停 ICI 治疗，并咨询心血管内科医师，必要时进一步检查以确定病因。在一项前瞻性单中心研究中，共有 933 例患者接受 ICI 治疗，其中采取主动监测策略的心肌炎诊断率达到 2.83%，而按传统路径进行观察直到出现症状，再完善检查、会诊，并最终确诊心肌炎的诊断率仅 0.17%。

临床一般根据患者日常活动是否会引起临床症状及心脏标志物和（或）心电图是否异常，将 ICI 相关心肌炎由轻至重依次分为亚临床心肌损伤、轻症型 ICI 相关心肌炎、重症型 ICI 相关心肌炎和危重型 ICI 相关心肌炎 4 个等级 [4]（表 3–48）。

2. 流行病学

ICI 相关心肌炎虽然发病率低，仅为 0.06%～3.8%，但死亡率可高达 39.7%～66.0%[4]，从接受 ICI 治疗到出现心肌炎的时间差异很大，治疗早期或中期（＜90 天）或晚期（约 454 天）均有可能出现，晚期发病患者更容易并发心力衰竭 [2]。中国 ICI 相关心肌炎的发病率为 1.06%[5]，近几年有升高趋势。

3. 心肌损伤机制

ICI 诱导的心肌炎是一种靶向心肌的自身免疫过程，类似于心脏移植受者的细胞排斥反应。在肿瘤进展过程中，肿瘤释放细胞信号分子影响其微环境诱导免疫耐受，激活 T 细胞表面的 CTLA-4、多种免疫细胞表面的 PD-1 和癌细胞表面的 PD-L1，抑制 T 细胞的肿瘤杀伤能力[6]。目前的研究表明，心肌受到攻击的机制可能是心肌细胞与肿瘤细胞存在交叉抗原[7]，应用 ICI 解除了免疫抑制，活化 T 细胞功能，过度活化的 T 细胞无差别杀伤心肌细胞和肿瘤细胞，诱发免疫相关不良事件（immune-related adverse event，irAE），导致患者心肌受损、cTnI 水平显著升高[8, 9]。此外，还有证据支持炎性细胞因子、自身免疫耐受下调、调节性 T 细胞稳态丧失也与 ICI 相关心肌炎发病机制相关[10]。

4. 结果解读

针对 ICI 治疗患者，专家建议 ICI 治疗前进行 cTn 基线评估，治疗早期常规 cTn 监测有助于预测患者的预后和死亡风险。此外，由于 ICI 相关心肌炎患者可能合并肌炎，因此推荐在检查 cTn 的同时要检查 CK。ICI 相关心肌炎一旦发生，均应暂缓 ICI 治疗，完善心脏标志物、心电图和超声心动图等检查，进一步评估是否需启用糖皮质激素，并酌情考虑使用高剂量治疗或联合强化免疫抑制治疗（图 3–75）[4]。

5. cTn 检查意义

目前的数据表明，ICI 相关性心肌炎的预后

表 3–48　ICI 相关心肌炎的临床分型标准

临床分型	判断标准
亚临床心肌损伤	以下 3 条均需符合 ① 患者日常活动不会引起临床症状 ② 仅表现为 cTn 轻度升高，但无其他心脏标志物升高 ③ 其他辅助检查均无异常
轻症型	符合以下条件任一条可判断 ① 日常活动可引起乏力、气短等轻微症状 ② 心脏标志物（cTn、CK、CK-MB、天冬氨酸转氨酶）和利钠肽轻度升高 ③ 心电图轻度异常，包括新发窦性心动过速、房性心律失常、非特异性 ST-T 段改变 ④ 不伴有超声心动图或心脏 MRI 心肌结构和功能异常
重症型	符合以下条件任一条可判断 ① 日常活动引起心悸、胸痛、肌肉酸痛等明显症状，但无血流动力学不稳定 ② 心脏标志物和利钠肽明显升高 ③ 心电图出现 Ⅰ 度、Ⅱ 度房室传导阻滞、束支传导阻滞、室内传导阻滞、频发室性早搏、QT 延长或出现广泛 ST 段抬高及 T 波改变、R 波振幅降低甚至异常 Q 波，但排除急性心肌梗死 ④ 伴有超声心动图或心脏 MRI 心肌结构和功能异常
危重型	符合以下条件任一条可判断 ① 低于日常活动量甚至静息状态即出现无法耐受的症状，如呼吸功能障碍、心力衰竭、心源性休克等，血流动力学不稳定 ② 心脏标志物和利钠肽显著升高 ③ 超声心动图或心脏 MRI 可见明显心脏结构异常及功能异常 ④ 心电图出现严重心律失常，如室性心动过速、心室颤动或高度或Ⅲ度房室传导阻滞，需要安装临时起搏器

较差。ICI 相关心肌炎发病率为 0.09%～1.14%[10]，但死亡率高达 50%，暴发性心肌炎的死亡率更高[7, 9]。ICI 联合抗肿瘤治疗相较于单一药物治疗会导致患者心肌炎症状更严重，接受抗 PD-1 单药治疗的患者心肌炎相关病死率为 36%，而在接受抗 PD-1 联合抗 CTLA-4 治疗的患者中，心肌炎相关死亡率高达 67%[11, 12]。心脏毒性已成为免疫检查点抑制剂治疗中最主要的毒性之一，严重威胁着患者的生命安全。

hs-cTnI 水平的高低与接受 ICI 治疗的患者预

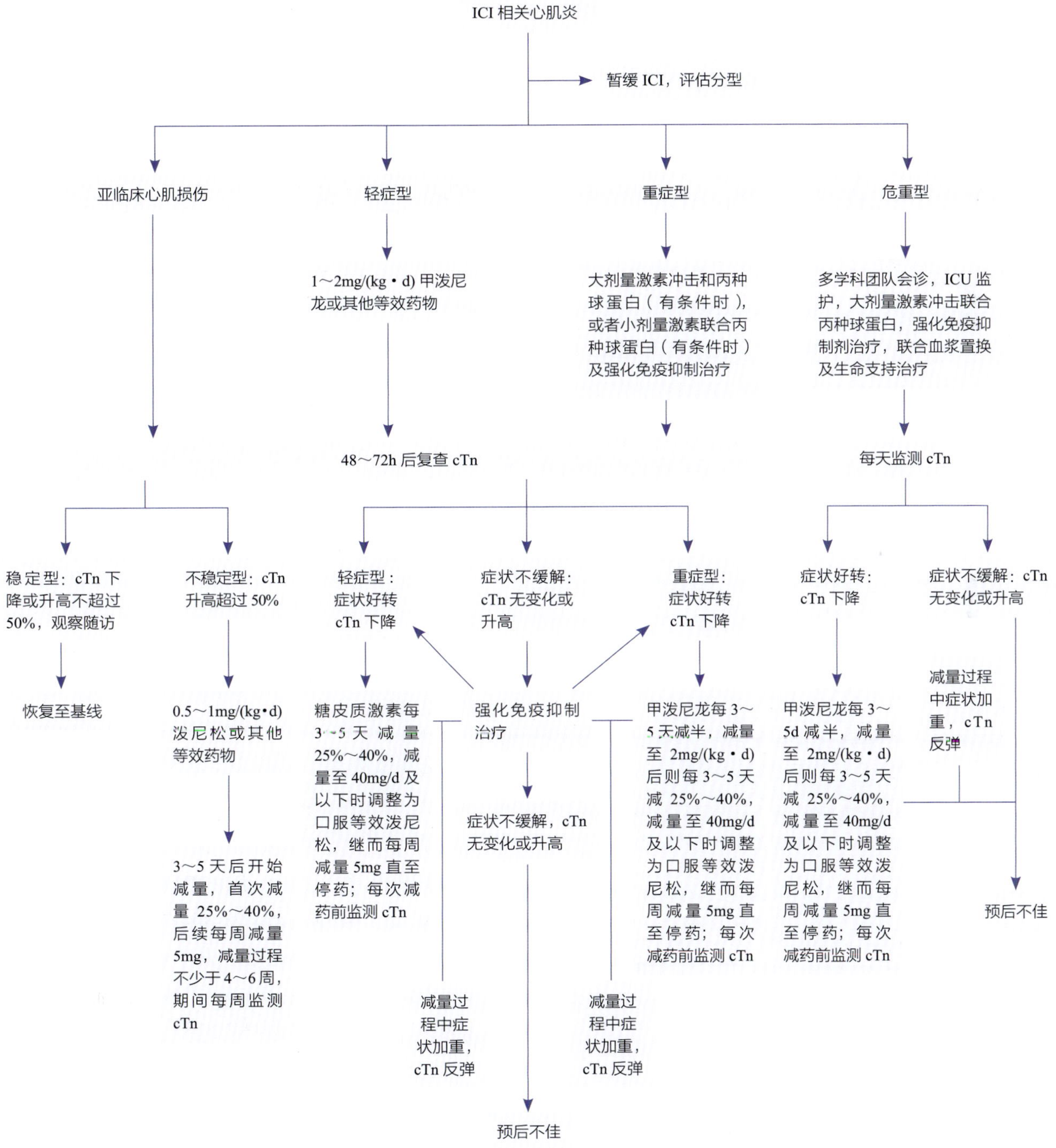

▲ 图 3-75　**ICI 相关心肌炎的分型诊疗流程图**

后显著相关。一项回顾性研究发现，ICI 相关心肌炎患者的 cTnI 水平升高，这与病情进展为重度心肌炎相关，且与患者死亡率增加相关。每周监测 cTnI 可早期发现潜在心肌炎，缩短类固醇用药时间，改善患者预后[13]。在接受帕博利珠单抗（Pembrolizumab）治疗的癌症患者中，第 1 次治疗时 hs-TnI 升高患者较未升高患者发生 MACE 的风险高 8 倍、死亡风险高 5 倍，第 2 次治疗时 hs-TnI 升高患者发生 MACE 的风险高 10 倍[14]。

【专家点评】

本病例讲述 1 例 38 岁肺腺癌合并多发转移女性患者使用免疫检查点抑制剂治疗过程中出现心肌损伤，鉴别于冠状动脉阻塞相关心脏损伤后确诊 ICI 相关性心肌炎，其中 hs-cTn 监测对疾病诊断、分型、转归均起重要指导作用。结合本病例，ICI 相关性心肌炎诊治过程中通过 hs-cTn 水平的变化有利于疾病早期诊断、早期治疗，该指标也间接指导免疫检查点抑制剂使用时机、剂量的调整。hs-cTn 的规范监测为 ICI 相关心肌炎的识别和处理提供了重要临床依据。关于 ICI 相关器官损伤判断，目前相关指南认为 CK、CK-MB、Mb、cTn 及利钠肽等相关生物标志物对 ICI 相关心肌炎、肌炎及患者危险分层有价值。

参考文献

[1] 中国抗癌协会整合肿瘤心脏病学分会，中华医学会心血管病学分会肿瘤心脏病学学组，中国医师协会心血管内科医师分会肿瘤心脏病学专业委员会，中国临床肿瘤学会肿瘤心脏病学专家委员会，张志仁，李悦，刘斌，刘基巍，夏云龙．免疫检查点抑制剂相关心肌炎监测与管理中国专家共识 (2020 版)[J]. 中国肿瘤临床，2020,47(20):1027-1038

[2] Schneider BJ, Naidoo J, Santomasso BD, et al. Management of Immune-Related Adverse Events in Patients Treated With Immune Checkpoint Inhibitor Therapy: ASCO Guideline Update [published correction appears in J Clin Oncol. 2022 Jan 20;40(3):315]. *J Clin Oncol*. 2021;39(36):4073-4126.

[3] 中国临床肿瘤学会（CSCO）指南工作委员会 .CSCO 免疫检查点抑制剂临床应用指南 2023［M］. 北京：人民卫生出版社，2023

[4] Korneev K.V., Atretkhany K.S.N., Drutskaya M.S., Grivennikov S.I., Kuprash D.V., Nedospasov S.A.. TLR-signaling and proinflammatory cytokines as drivers of tumorigenesis[J]. *Cytokine*. 2017;89:127-135.

[5] Thuny F, Alexandre J, Salem JE, et al. Management of Immune Checkpoint Inhibitor–Induced Myocarditis[J]. *JACC CardioOncology*. 2021;3(1):157-161.

[6] Johnson DB, Balko JM, Compton ML, et al. Fulminant Myocarditis with Combination Immune Checkpoint Blockade[J]. *N Engl J Med*. 2016;375(18):1749-1755.

[7] Palaskas N, Lopez-Mattei J, Durand JB, Iliescu C, Deswal A. Immune Checkpoint Inhibitor Myocarditis: Pathophysiological Characteristics, Diagnosis, and Treatment[J]. *Am Heart Assoc*. 2020;9(2):e013757.

[8] 刘运炜，陈燕欣，曾治民，等．免疫检查点抑制剂相关心肌炎的研究进展 [J]. *Chin J Lung Cancer*. 2021;24(9):668-672.

[9] Salem JE, Manouchehri A, Moey M, et al. Cardiovascular toxicities associated with immune checkpoint inhibitors: an observational, retrospective, pharmacovigilance study[J]. *Lancet Oncol*. 2018;19(12):1579-1589.

[10] Salem JE, Manouchehri A, Moey M, et al. Spectrum of cardiovascular toxicities of immune checkpoint inhibitors: A pharmacovigilance study[J]. *Lancet Oncol*. 2018;19(12):1579-1589.

[11] Puzanov I, Subramanian P, Yatsynovich YV, et al. Clinical characteristics, time course, treatment and outcomes of patients with immune checkpoint inhibitor-associated myocarditis[J]. *Immunother Cancer*. 2021;9(6):e002553.

[12] Waissengein B, Bian Abu Ata, Ofer Merimsky, et al. The predictive value of high sensitivity troponin measurements in patients treated with immune checkpoint inhibitors[J]. *Clin Res Cardiol* 112, 409–418 (2023).

[13] 王妍，陈慧勇，林瑾仪，等．免疫检查点抑制剂相关心肌炎临床诊疗实施建议 [J]. 中国临床医学．20230516;30(2):368-391.

[14] Wang F, Sun X, Qin S, et al. A retrospective study of immune checkpoint inhibitor-associated myocarditis in a single center in China[J]. *Chin Clin Oncol*. 2020;9(2):16.

十二、高敏肌钙蛋白在慢性肾脏病患者中的应用

【疾病概述】

慢性肾脏病（chronic kidney disease，CKD）是指肾脏结构或功能异常＞3 个月的患者，根据肾小球滤过率（glomerular filtration rate，GFR）值分为 5 期，其中 CKD3/4 期被明确列为动脉粥样硬化性心脏病高危风险。本病例描述了慢性肾脏病患者入院后完善检查提示高敏肌钙蛋白升高相关的诊疗过程。

1. 诊疗经过

(1) 一般情况：女性，41 岁。

(2) 主诉：泡沫尿伴双下肢水肿 3 年，加重 2 个月。

(3) 现病史：患者3年前自觉有泡沫尿，伴间断双下肢水肿，于外院就诊，查尿常规提示尿蛋白+，肾功能检查提示肌酐70.2μmol/L，肾脏穿刺活检符合结节性糖尿病肾小球硬化症（Ⅲ型），诊断为慢性肾脏病Ⅰ期、糖尿病肾病（Ⅲ型），长期口服“益肾化湿颗粒1包（每日2次）、氯沙坦钾片100mg（每日1次）”改善尿蛋白治疗。后间断于我科门诊随诊，长期监测肾功能均在正常范围以内，期间仍有间断下肢水肿。1年前患者复查血肌酐130μmol/L，予以降压、降糖、护肾、补充造血原料等对症支持治疗。后患者间断复查，发现血肌酐进行性升高，2个月前因水肿加重于外院查肌酐456.8μmol/L，1个月前在我院复查血肌酐711μmol/L，建议患者行透析治疗，现为进一步诊治，收入我科。起病以来，患者精神、食欲、睡眠可，尿中泡沫增多，无少尿，夜尿2～3次/晚，大便正常，近期1个月体重增加约10kg。

(4) 既往史：14年前诊断为“1型糖尿病”，长期使用“胰岛素”降糖治疗，自诉血糖控制可。否认高血压、脑梗死、冠心病病史，否认肝炎、结核等传染病史，否认食物药物过敏史。

(5) 个人史：否认吸烟、饮酒史。

(6) 入院查体：体温36.9℃、脉搏87次/分、呼吸16次/分、血压133/79mmHg。神清语明，精神可，活动自如，贫血面容，全身浅表淋巴结未触及，颈软，无颈静脉怒张；双肺呼吸音清，未闻及干啰音、湿啰音；心率87次/分，律齐，各瓣膜区未闻及病理性杂音；腹部平坦，腹软，全腹无压痛、反跳痛，肝脾肋下未触及，移动性浊音阴性。双侧肾区无压痛及叩击痛，双下肢及颜面部重度水肿。

(7) 初步诊断：①慢性肾脏病Ⅴ期，糖尿病肾病；②1型糖尿病。

(8) 实验室检查异常指标（表3-49）及心电图（图3-76）情况。

(9) 诊疗思路：患者入院后检验结果hs-cTnI升高，追问患者近来有无活动后胸闷、胸痛、心悸不适，患者否认，暂不考虑急性心肌梗死导致，动态检测hs-cTnI，复查心电图观察有无动态改变，完善超声心动图评估心功能。

复查心脏标志物检测结果（表3-50）、心电图结果（图3-78）、超声心动图结果（图3-79），患者目前肌酐明显上升，肾脏病情重，予行腹膜透析治疗。患者监测肌钙蛋白同步进行性升高（与eGFR相呼应图3-77），不能除外存在慢性心肌损伤，考虑患者既往糖尿病病史，心血管疾病风险极高，因目前腹膜透析状态下造影剂不会对肾脏造成进一步影响，予完善冠状动脉CTA评估冠状动脉情况。冠状动脉CTA结果见图3-80。

(10) 最终诊断：①慢性肾脏病3a期 糖尿病肾病；②1型糖尿病；③冠状动脉粥样硬化；④高胆固醇血症。

2. 病例分析（图3-81）

患者因“泡沫尿伴双下肢水肿3年，加重2个月”于本院就诊，既往病理提示糖尿病肾小球硬化，明确诊断“慢性肾脏病”。近来症状加重，肌酐值逐渐升高，门诊查肾功能提示肌酐711μmol/L，为行腹膜透析置管术予收治入院。入院后完善hs-cTnI 81ng/L，明显升高。患者无胸痛症状，心电图未见明显缺血改变，超声心动图未见室壁运动异常，初步排除急性心肌梗死，予监测心脏标志物及心电图未见明显变化，考虑可能存在慢性心肌损伤，完成腹膜透析置管后行冠状动脉CTA检查提示冠状动脉粥样硬化，明确排除冠心病可能，出院后继续监测hs-cTnI，可见其随肾小球滤过率减低而升高，考虑升高因肾脏功能不全导致高敏肌钙蛋白清除减低所致。

【知识拓展】

随着全球人口老龄化的加剧和糖尿病患病率的上升，慢性肾脏病（chronic kidney disease，CKD）的发病人数也在逐年增加。这种疾病不仅导致了患者的死亡率增加，还对患者的远期预后产生了严重影响。同时，心血管疾病（cardiovascular disease，CVD）作为慢性肾脏病

表 3-49　实验室检查异常结果

项　目	指　标	结　果	参考范围	结果标识
全血细胞计数	血红蛋白（HGB）	105g/L	130～175g/L	↓
尿液综合分析	尿糖（U-GLU）	+	阴性	↑
	尿蛋白质（U-PRO）	+++	阴性	↑
D- 二聚体及凝血功能检测	活化部分凝血活酶时间（APTT）	24.3s	25～35s	↓
	凝血酶原时间（PT）	9.7s	9.8～12.1s	↓
	国际标准化比值（INR）	0.79	0.80～1.15	↓
	D- 二聚体（D-Dimer）	4.38mg/L	0.00～0.55mg/L	↑
肝功能、肾功能、血脂分析	总蛋白（TP）	62.8g/L	65～85g/L	↓
	白蛋白（ALB）	37.4g/L	40～55g/L	↓
	肌酐（Cr）	590.2μmol/L	59～104μmol/L	↑
	肾小球滤过率（eGFR）	7ml/(min × 1.73m^2)		
	总胆固醇（TC）	5.69mmol/L	3.38～5.20mmol/L	↑
心脏标志物检测	高敏肌钙蛋白 I（hs-cTnI）	81ng/L	• 女＜15.3ng/L • 男＜31.3ng/L • 总体＜24.2ng/L	↑
	N 末端 B 型利钠肽前体（NT-ProBNP）	3215pg/ml	＜125pg/ml	↑

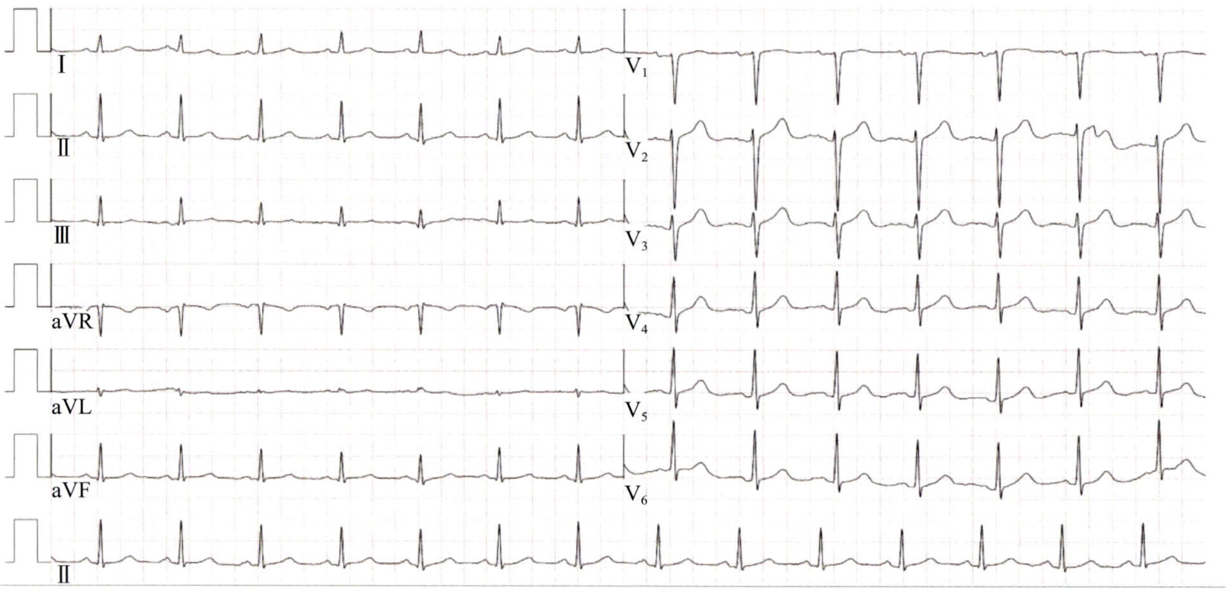

▲ 图 3-76　心电图提示为正常范围心电图

表 3-50 心脏标志物异常结果

项 目	指 标	结 果	参考范围	结果标识
心脏标志物检测	高敏肌钙蛋白 I（hs-cTnI）	81ng/L	• 女＜15.3ng/L • 男＜31.3ng/L • 总体＜24.2ng/L	↑
	N 末端 B 型利钠肽前体（NT-pro BNP）	3545pg/ml	＜125pg/ml	↑

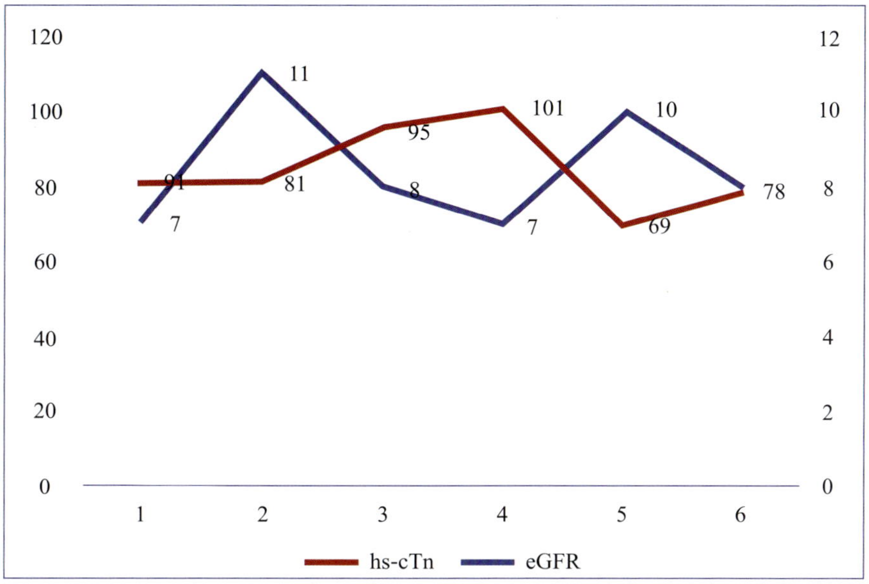

▲ 图 3-77 **hs-cTn 与 eGFR 关系呈负性相关**

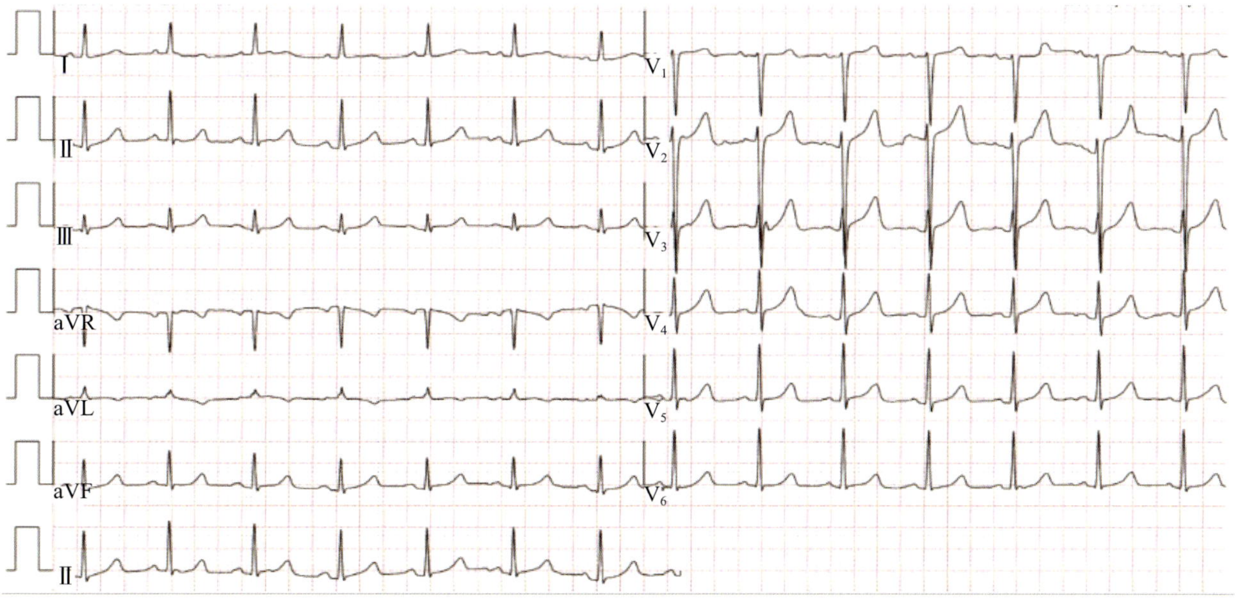

▲ 图 3-78 心电图提示正常范围心电图

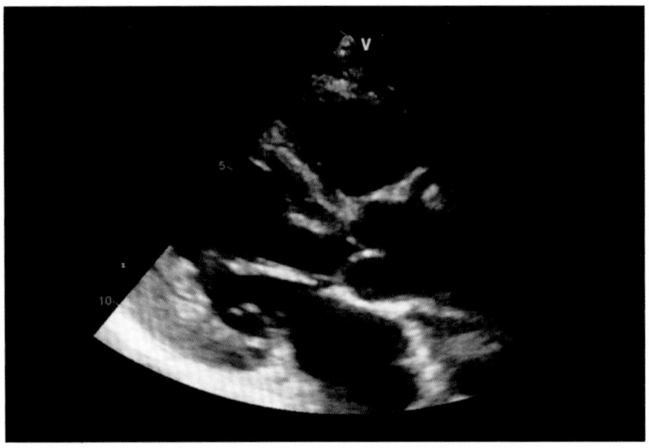

▲ 图 3-79　超声心动图结果：心脏大体结果未见明显异常，左心室舒张功能减低（Ⅰ级），左心室整体收缩功能测值正常

患者最常见的死因，也引起了临床广泛关注。

1. 临床诊疗

2022 年中国《慢性肾脏病早期筛查、诊断及防治指南》中定义慢性肾脏病的诊断标准为出现表 3-51 中任意一项指标，持续时间超过 3 个月，即可诊断 CKD[1]。CKD 患者较肾功能正常患者发生 CVD 的风险明显更高，并且 CKD 和 CVD 两者可相互影响。因此，合理管理 CVD 可以延缓 CKD 进展。需要注意的是，在非急性冠状动脉综合征（acute coronary syndrome，ACS）的 CKD 患者中，血肌钙蛋白水平也可升高。因此，在诊断 CKD 患者是否合并 ACS 时，需要慎重使用肌钙蛋白作为判断指标。针对 CKD 并发心力衰竭患者，在调整治疗措施和（或）临床症状恶化时，应加强监测估算肾小球滤过率（eGFR）、血清钾浓度及血压。此外，在 G3a 至 G5 期患者中，利钠肽诊断心力衰竭和评估容量负荷的可靠性相应降低。对于心力衰竭伴射血分数减低（heart failure with reduced ejection fraction，HFrEF）的患者，过去的治疗方案主张将血管紧张素转化酶抑制药（ACEI）/ 血管紧张素受体拮抗药（ARB）联用 β 受体拮抗药作为治疗基石。由于血管紧张素受体脑啡肽酶抑制药（ARNI）可作用于多种途径，包括肾素 – 血管紧张素 – 醛固酮系统和脑啡肽酶，因此对于能够耐

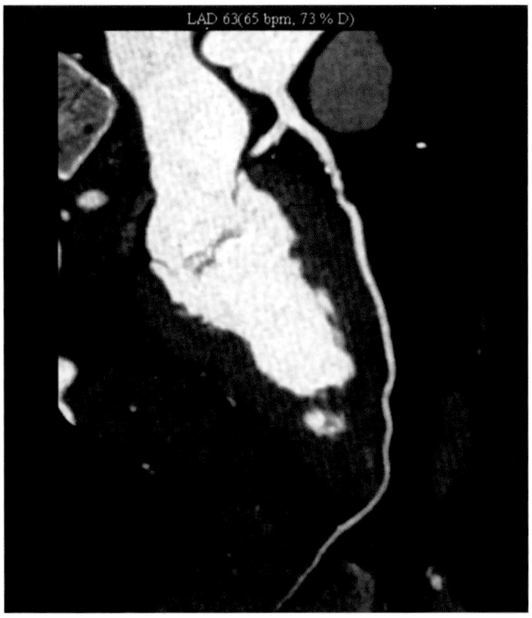

▲ 图 3-80　冠状动脉 CTA 造影结果：前降支近段混合斑块，局部管腔约轻 – 中度狭窄

受 ARB/ACEI 治疗 CKD 伴 HFrEF 患者，建议使用 ARNI 替代 ARB/ACEI，进一步控制心力衰竭症状、延缓疾病进展及降低死亡风险。需要注意的是，避免 ARNI 与 ACEI 联用，因为脑啡肽酶抑制剂和 ACEI 联用会增加血管神经性水肿的风险。

2. 流行病学

CKD 是一种慢性进行性疾病，影响全球超过 8 亿人，10% 的人口受 CKD 的影响[2]。1994—2016 年，CKD 1～4 期的全球患病率由 11.8% 升高至 14.2%，当前 CKD 1～5 期各个阶段的全球患病率分别为 3.5%、3.9%、7.6%、0.4% 和 0.1%[3]。目前，中国有 8200 万成年人患有 CKD，2012—2019 年，CKD 的中国人群患病率由 10.8% 下降至 8.2%，在过去十年下降了 30%[4,5]。

3. 心肌损伤机制

一项针对 CKD 患者的多中心观察性研究发现，在排除了急性冠状动脉综合征后，大部分患者 hs-cTn 水平高于健康人群来源的 99th URL，其中 38% 的患者 hs-cTnI 水平高于健康人群 99th URL，而 68% 的患者 hs-cTnT 水平高于健康人

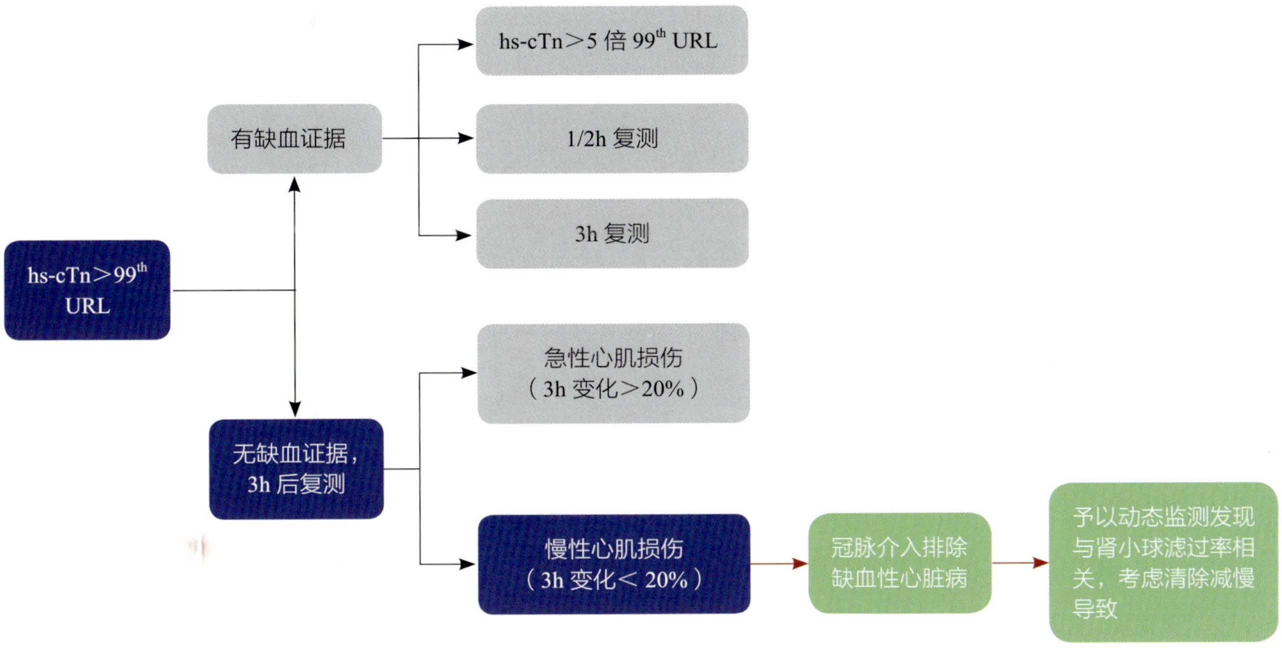

▲ 图 3-81　运用肌钙蛋白进行疾病诊断的思维导图

表 3-51　慢性肾脏病诊断标准（至少满足 1 项）

诊断指标	内　容
肾损伤标志	①白蛋白尿（UAER≥30mg/24h 或 UACR≥30mg/g）；②尿沉渣异常；③肾小管相关病变；④组织学异常；⑤影像学所见结构异常；⑥肾移植病史
GFR 下降	eGFR＜60ml/（min・1.73m^2）

群 99th URL，结果如图 3-82 所示[6]。该研究证实，hs-cTn 水平升高在 CKD 患者中很常见，并且受基础心脏和肾脏疾病的影响。此外，一项针对无症状终末期肾病（end-stage renal disease，ESRD）患者的随访研究表明，ESRD 患者的 hs-cTnT 水平超过健康人群 99th URL 的比例随着随访时间延长而升高，随访结束（6 个月）时该比例达 100%，而此时普通 cTnI 和普通 cTnT 升高的比例分别为 28% 和 81%[7]。总之，hs-cTn 升高在 CKD 患者中普遍存在。

一方面，CKD 患者 hs-cTn 升高可能和肾源性因素（如清除降低、尿毒症毒素作用）相关，尿毒症毒素包括高血磷、糖基化终末产物（AGE）、氧化应激产物等，均可造成心肌肥厚、纤维化，最终导致心肌损害，hs-cTn 升高[8, 9]。另一方面，CKD 患者合并心血管疾病后心肌受损，CKD 患者通常存在左心室肥大，导致心内膜下心肌灌注不足、心肌重构及间质纤维化改变等，可能导致 cTn 升高。但是，肾源性和心肌受损这两方面因素哪个是 hs-cTn 升高的主因，国内外研究还存在争议。《心肌肌钙蛋白实验室检测与临床应用中国专家共识》认为肾病患者 cTn 升高的主因是心肌损伤。此外，cTnT 以游离形态存在于细胞质中的比例高于 cTnI，因此更容易在细微心肌损伤进程中释放[10, 11, 12]，这可能是在部分情况下 cTnT 升高，而 cTnI 水平正常的

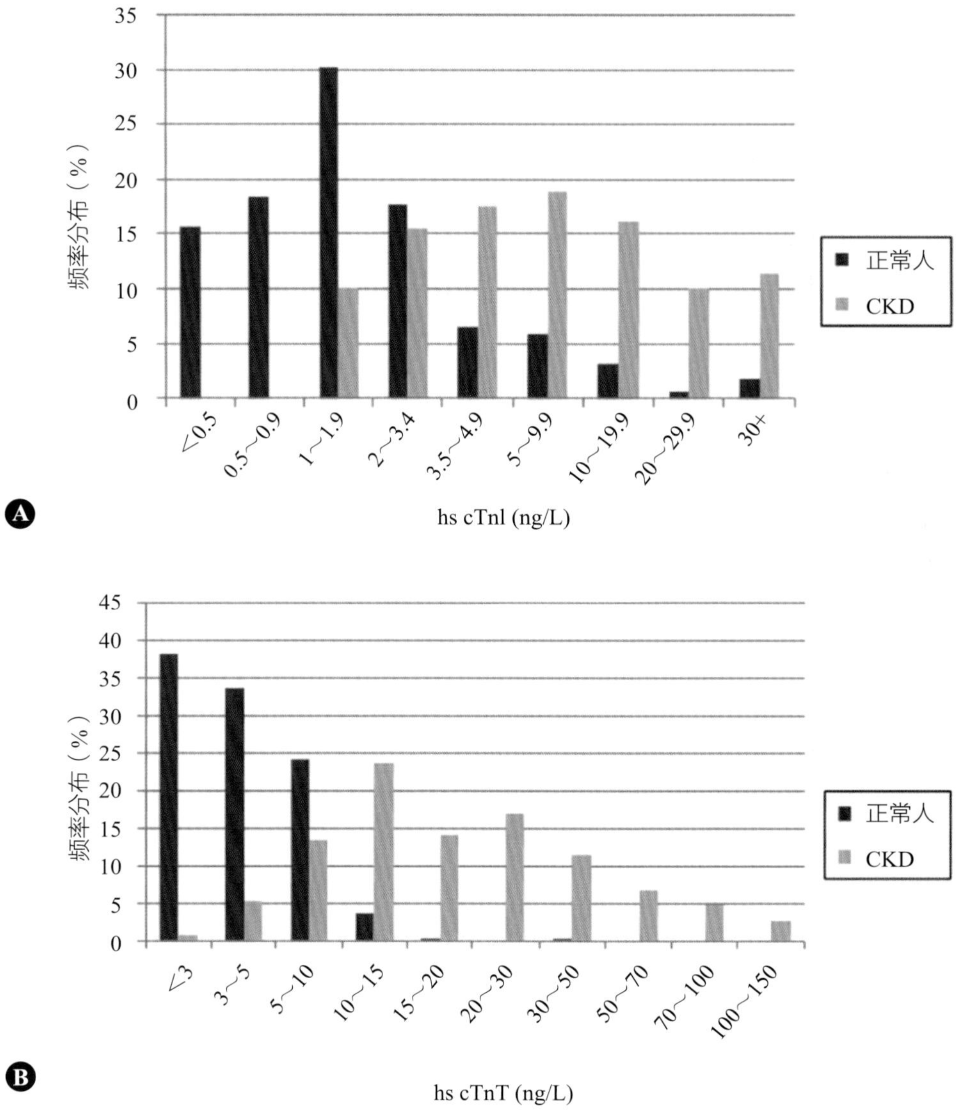

▲ 图 3-82　**CKD** 患者与健康人群 **hs-cTn** 水平对比 [6]

原因。

4. 结果解读

CKD 患者的 cTn 结果解读相对更复杂，其水平长期升高，如果出现心肌梗死的症状，通常难以简单通过肌钙蛋白升高超过 99^{th}URL 诊断。因此，CKD 患者比一般人群更依赖 cTn 基线水平和连续监测，再结合症状、传统危险因素、心电图变化和超声心动图检查结果来诊断心肌梗死，即便没有心肌梗死的症状，临床医生也应常规筛查 CKD 患者的 cTn 水平。

5. cTn 检查意义

一项前瞻性研究表明，透析患者的 hs-cTnT 水平是长期死亡率（46.7 个月）的最有力预测因子，其临界点为 24.15 ng/L，hs-cTnT 测值低于该临界点的所有透析患者均存活 [13]，说明 hs-cTnI 是预测透析患者远期生存率的指标。此外，还有一项横断面研究发现，在患者心血管疾病史不明的情况下，cTnT 水平随着患者肾功能的减退而升高，呈现负相关 [14]。一项纳入 1555 名患者的前瞻性研究按 eGFR 将患者有序分为肾功能正常组、肾功能轻度受损组、肾功能中度受损组、肾功能严重受损组和透析组，检测其 hs-cTnI 水平并在 180 天后对患者进行回访，其生存曲线随 hs-cTnI 水平的变化如图 3-83 所示，患者 hs-cTnI 水平越高，其 180 天的全因死亡率也就越高[15]。

总之，实验室人员和临床医生应该更加重视 hs-cTnI 的检测，可以将其作为 CKD 患者的常规监测指标，以便更准确地评估患者心血管健康状况并指导临床治疗。

【专家点评】

本病例讲述 1 位 41 岁慢性肾脏病的女性患者，因入院后 hs-cTnI 升高，通过临床心肌缺血症状，心电图、超声心动图、hs-cTn 动态监测等手段排除心肌梗死的临床诊疗过程。临床上，CKD 患者合并 hs-cTn 升高并不少见，同时 CKD 亦加速动脉粥样硬化进程，常导致急性心血管事件的发生。使用 hs-cTn 作为 CKD 患者的常规监测指标，可能更有助于早期、准确评估患者心血管健康状况并指导临床治疗，降低 CKD 患者急性心血管事件风险。

参考文献

[1] 上海市肾内科临床质量控制中心专家组 . 慢性肾脏病早期筛查，诊断及防治指南 (2022 年版)[J]. 中华肾脏病杂志，2022, 38(5):12.

[2] Kovesdy C.P.. Epidemiology of chronic kidney disease: an update 2022[J]. *Kidney Int Suppl*. 2022;12(1):7-11.

[3] Jager K.J., Kovesdy C., Langham R., Rosenberg M., Jha V., Zoccali C.. A single number for advocacy and communication—worldwide more than 850 million individuals have kidney diseases[J]. *Nephrol Dial Transplant*. 2019;34(11):1803-1805.

[4] Ping H, Zhang X, Xing N. Prevalence of chronic kidney disease in China[J]. *The Lancet*. 2012;380(9838):216.

[5] Wang L, Xu X, Zhang M, et al. Prevalence of Chronic Kidney Disease in China[J]. *JAMA Intern Med*. 2023;183(4):298-310.

[6] deFilippi C, Seliger S.L., Kelley W, et al. Interpreting Cardiac Troponin Results from High-Sensitivity Assays in Chronic Kidney Disease without Acute Coronary Syndrome[J]. *Clin Chem*. 2012;58(9):1342-1351.

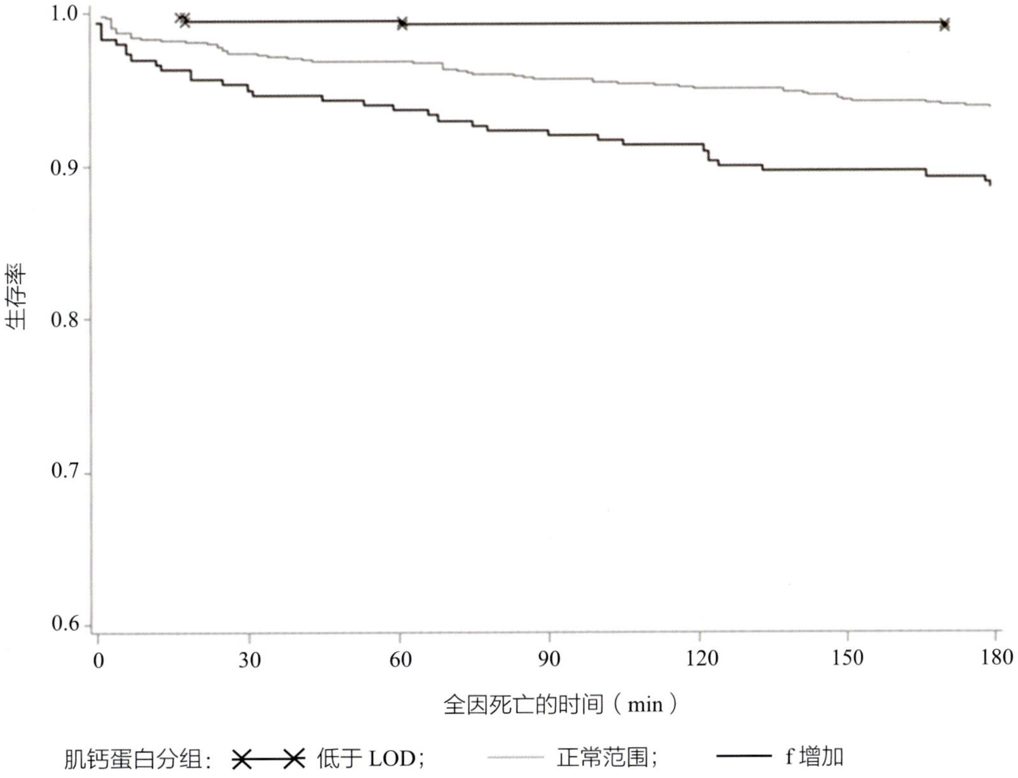

▲ 图 3-83 CKD 患者的 hs-cTnI 水平与生存率密切相关[15]

[7] Jacobs LH, van de Kerkhof J, Mingels AM, et al. Haemodialysis patients longitudinally assessed by highly sensitive cardiac troponin T and commercial cardiac troponin T and cardiac troponin I assays[J]. *Ann Clin Biochem*. 2009;46(4):283-290.
[8] Matsuzawa Y, Sugiyama S, Sumida H, et al. Peripheral Endothelial Function and Cardiovascular Events in High-Risk Patients[J]. *Am Heart Assoc*. 2013;2(6):e000426.
[9] Yao L, Sun Y ting, Sun W, et al. High Phosphorus Level Leads to Aortic Calcification via β-Catenin in Chronic Kidney Disease[J]. *Am Nephrol*. 2015;41(1):28-36.
[10] Januzzi J.L. Jr, Filippatos G, Nieminen M, Gheorghiade M. Troponin elevation in patients with heart failure: on behalf of the third Universal Definition of Myocardial Infarction Global Task Force: Heart Failure Section[J]. *Eur Heart*. 2012;33(18):2265-2271.
[11] 心肌肌钙蛋白实验室检测与临床应用中国专家共识 [J] 中华医学杂志 . 2021;101(37):2947-2961.
[12] Ooi DS, Isotalo PA, Veinot JP. Correlation of Antemortem Serum Creatine Kinase, Creatine Kinase-MB, Troponin I, and Troponin T with Cardiac Pathology[J]. *Clin Chem*. 2000;46(3):338-344.
[13] McGill D, Talaulikar G, Potter JM, Koerbin G, Hickman PE. Over time, high-sensitivity TnT replaces NT-proBNP as the most powerful predictor of death in patients with dialysis-dependent chronic renal failure[J]. *Clin Chim Acta*. 2010;411(13):936-939.
[14] Chung J.Z.Y., Jones G.R.D.. Effect of renal function on serum cardiac troponin T — Population and individual effects[J]. *Clin Biochem*. 2015;48(12):807-810.
[15] Gunsolus I, Sandoval Y, Smith S.W, et al. Renal Dysfunction Influences the Diagnostic and Prognostic Performance of High-Sensitivity Cardiac Troponin I[J]. *Am Soc Nephrol*. 2018;29(2):636.

十三、高敏肌钙蛋白在癫痫患者中的应用

【疾病概述】

癫痫（epilepsy）是一种以具有持久性致痫倾向为特征的脑部疾病。癫痫不是单一的疾病实体，而是一种有着不同病因基础、临床表现各异但以反复癫痫发作为共同特征的慢性脑部疾病状态。癫痫发作（eplieptic seizure）是指脑神经元异常过度、同步化放电活动所造成的短暂、一过性临床表现。癫痫发作常常伴随心肌损伤风险。因此，对于癫痫患者而言，及早进行心血管风险评估尤为关键，这有助于预防潜在的心血管不良事件发生，确保患者生命安全与健康。本病例为癫痫患者伴发肌钙蛋白升高，完善心血管风险评估的诊疗经过。

1. 诊疗过程

(1) 一般情况：女性，71 岁。

(2) 主诉：阵发性癫痫抽搐 2 年余，加重 4h。

(3) 现病史：患者 2 年前脑动脉瘤术后开始出现阵发性癫痫抽搐现象，2～3 个月发作 1 次，每次发作 1～2min 可自行缓解，平素口服“丙戊酸钠片”治疗。4h 前无明显诱因出现抽搐持续状态，双眼斜视、意识不清、口吐少量白沫，无二便失禁，发作状态持续 1h，120 现场静脉推注“地西泮”后上述症状逐渐改善，收入我院急诊科，完善颅脑 CT 检查提示脑血管瘤术后，右侧颅骨局部缺失，外侧裂可见金属密度影，右侧颞枕顶叶大面积软化灶并其内钙化灶，右侧前额叶斑片状低密度影，hs-cTnI 为 294ng/L，拟“癫痫发作”收治我科。

(4) 既往史：高血压病史 30 年，最高血压 180/100mmHg，平素口服氨氯地平治疗，2020 年因“脑动脉瘤出血”行“颅脑手术”治疗，遗留左侧肢体偏瘫。否认肝炎、结核等传染病史，否认食物、药物过敏史。

(5) 个人史：否认吸烟、饮酒史。

(6) 入院查体：体温 36℃，脉搏 70 次 / 分，呼吸 16 次 / 分，血压 125/75mmHg。神志清，可对答及遵嘱动作，GCS 评分 15 分，言语表达不清；左侧肢体偏瘫伴病理征阳性；右眼瞳孔对光反射灵敏，左眼白内障；双肺呼吸音稍粗，未闻及干啰音、湿啰音，无胸膜摩擦音；心律齐，各瓣膜听诊区未闻及病理性杂音，未闻及心包摩擦音；腹部柔软，无液波震颤，无压痛、反跳痛；肝脾肋下未触及，Murphy 征阴性，肾区无叩痛，移动性浊音阴性，肠鸣音约 3 次 / 分；未闻及血管杂音、双下肢无水肿。

(7) 初步诊断：①癫痫发作，脑动脉瘤破裂出血术后；②高血压病 3 级，很高危；③冠状动脉粥样硬化性心脏病待查？

(8) 实验室检查异常指标（表 3-52）、影像检查（图 3-84，图 3-85）及心电图（图 3-86）结果。

(9) 诊疗思路：患者无明显诱因出现癫痫发作，伴随心脏标志物明显升高，追问患者并无明显胸闷、胸痛不适，考虑合并心肌损伤，拟 3 小时后复查 hs-cTnI（表 3–53）观测变化值，根据患者病情监测心电图，完善床旁超声心动图进行基础心功能及运动状态评估。床旁超声心动图结果见图 3–87。

患者 3 小时后复查 hs-cTnI（表 3–54），较前变化值增加>20%，考虑存在急性心肌损伤，追问患者家属既往无胸闷、胸痛不适，血压控制尚可，目前心电图未见明显缺血性改变，超声心动图未见室壁运动异常，不支持冠心病、急性心肌梗死诊断，考虑癫痫发作引起心肌损伤，患者头颈部血管均轻度狭窄，完善冠状动脉 CTA（图 3–88）进行冠状动脉血管情况评估。

患者冠状动脉 CTA 提示右冠状动脉中度狭窄，hs-cTnI 升高不能除外心肌缺血所致，目前复查 hs-cTnI 较前明显下降，考虑缺血较前缓解，予加用阿司匹林抗血小板聚集、阿托伐他汀降脂稳定斑块治疗，心血管内科门诊随诊。

(10) 最终诊断：①癫痫；②冠状动脉粥样硬化性心脏病；③高血压病 3 级（很高危）。

2. 病例分析

患者因癫痫发作入院，入院后发现高敏肌

表 3–52 实验室检查异常指标

项　目	指　标	结　果	参考范围	结果标识
心脏标志物检测	高敏肌钙蛋白 I（hs-cTnI）	294ng/L	• 女<15.3ng/L • 男<31.3ng/L • 总体<24.2ng/L	↑
	N 末端 B 型利钠肽前体（NT-proBNP）	458.9pg/ml	0～125pg/ml	↑
余全血细胞计数、炎症标志物、凝血功能、电解质、血气分析均无异常				

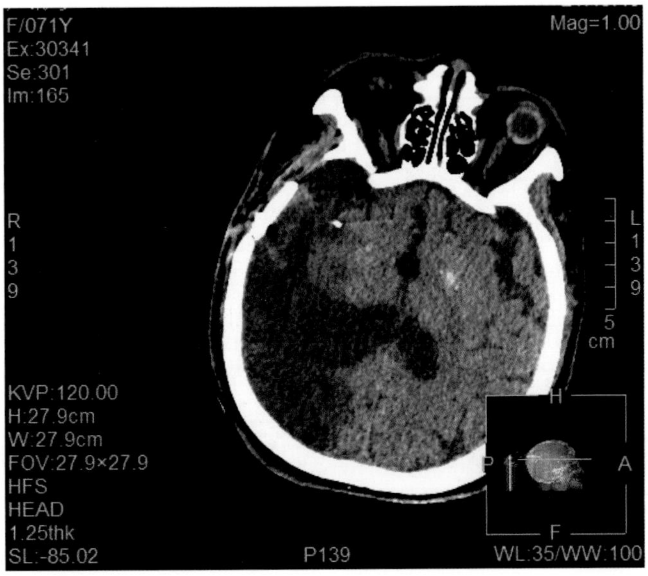

▲ 图 3–84 颅脑 CT：脑血管瘤术后，右侧颅板局部缺失，外侧裂可见金属密度影，右侧颞枕顶叶大面积软化灶并其内钙化灶，右侧前额叶斑片状低密度影

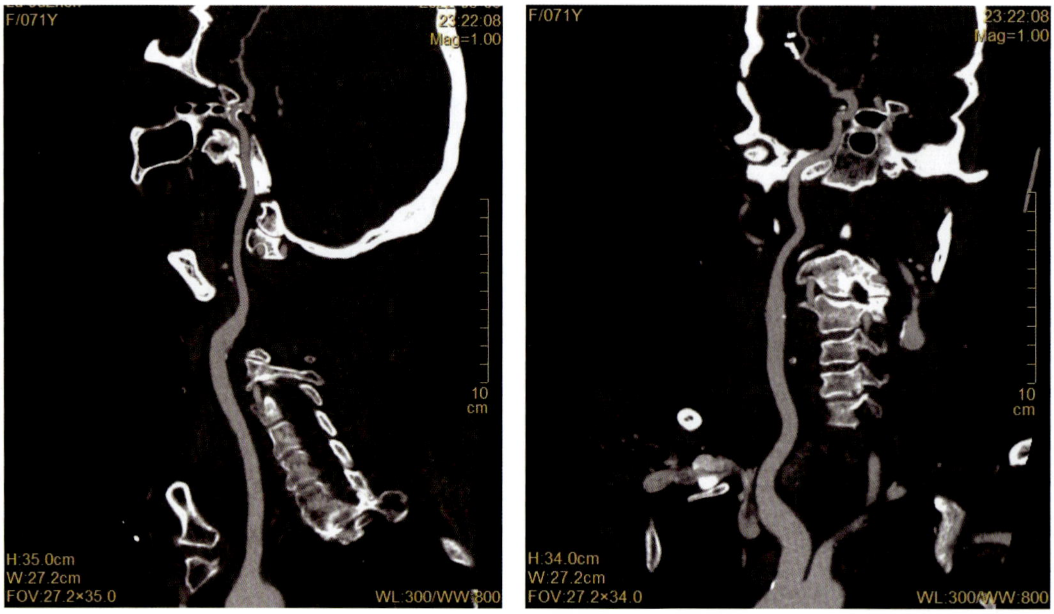

▲ 图 3-85　颈部血管及颅内动脉 CTA 结果

颈动脉、脑动脉硬化。双侧颈总动脉膨大处、颈内动脉颅内段 $C_{5\sim6}$ 多发钙化斑块、管腔轻微狭窄；双侧大脑中动脉、大脑前动脉、大脑后动脉多发局限性约轻度狭窄；右侧大脑半球术后改变，大面积软化

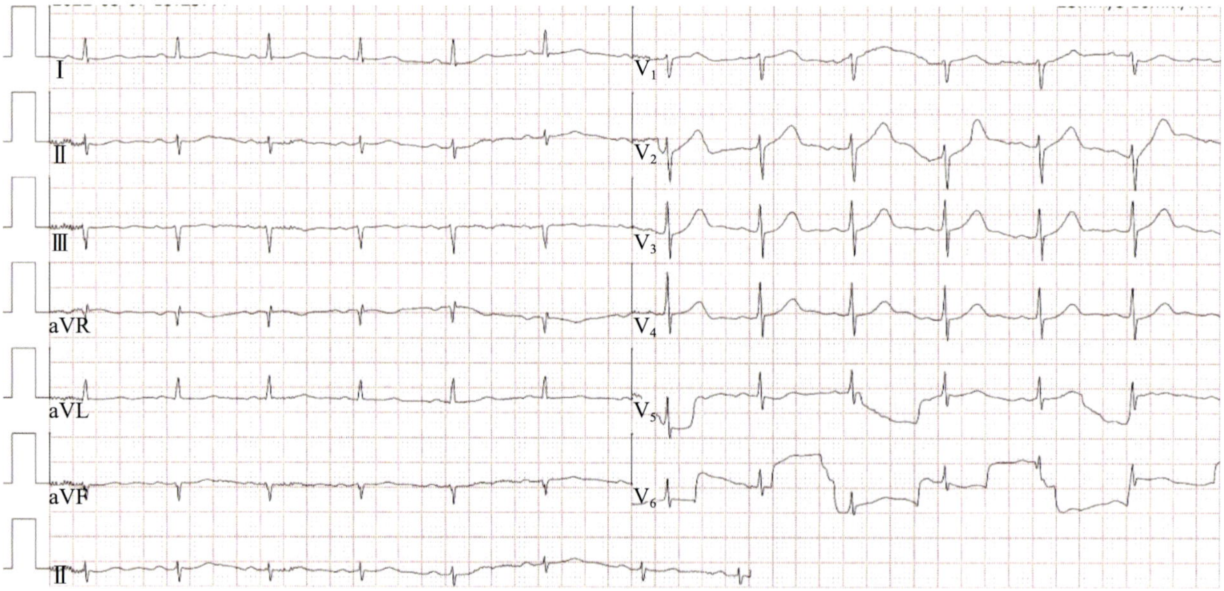

▲ 图 3-86　心电图提示，窦性心律、电轴左偏

表 3-53　3 小时后复查高敏肌钙蛋白结果

项　目	指　标	结　果	参考范围	结果标识
心脏标志物检测	高敏肌钙蛋白 I（hs-cTnI）	385ng/L	• 女＜15.3ng/L • 男＜31.3ng/L • 总体＜24.2ng/L	↑

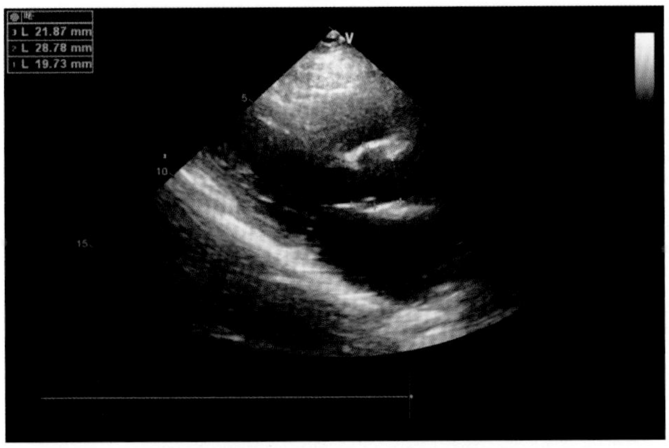

▲ 图 3-87　床旁超声心动图：主动脉瓣轻度反流、二尖瓣轻度反流，左心室整体收缩功能未见明显异常

钙蛋白 I 升高，连续监测 3h 动态变化值＞ 20%，考虑存在急性心肌损伤，患者无明显胸闷、胸痛不适，心电图未见缺血性改变，超声心动图未见室壁运动异常，进一步完善冠状动脉 CTA 提示右冠状动脉中度狭窄，患者虽存在冠心病，但 hs-cTnI 下降较快，不符合心肌梗死演变规律，结合心电图、超声心动图无心肌缺血证据，考虑不存在持续心肌缺血，为癫痫引起一过性心肌损伤，加用抗血小板聚集及降脂稳定斑块等药物行冠心病二级预防，嘱患者心内科门诊随诊，定期随访，避免发生心血管相关不良事件。

【知识拓展】

癫痫是一种以反复癫痫发作为特征的慢性脑部疾病，主要由脑部神经元异常放电引发，具有发作性、重复性、短暂性和刻板性特点，其发病原因可能包括肌肉收缩、大脑皮质发育障碍、脑部肿瘤、头外伤、中枢神经系统感染等，并可能与遗传因素有关。癫痫的发病年龄不限，其中儿童和老年人相对常见。

1. 临床诊疗

癫痫发作具有三方面要素 [1]。

(1) 临床表现：癫痫发作需有临床表现 [症状和（或）体征]。临床表现可多种多样，如感觉、运动、自主神经、知觉、情感、认知及行为等障碍。

(2) 起始和终止的形式：癫痫发作一般具有突发突止、短暂一过性、自限性的共同特点。通常可以根据行为表现或脑电图改变来判断癫痫发作的起始和终止。癫痫持续状态是一种表现为持续或反复发作的特殊情况。

(3) 脑部异常：过度同步化放电要经过脑电图检查才能证实，这是癫痫发作区别于其他发作性症状的最本质特征。按照有无急性诱因，癫痫发作大体上可分为诱发性发作（provoked seizure）和非诱发性发作（unprovoked seizure）。诱发性发作最常见于中枢神经系统疾病（如感染、脑卒中等）或全身系统性疾病（如血糖异常、电解质紊乱、中毒、发热等）的急性期。非诱发性发作则没有明确的急性诱因，并且按照定义，患者发作需为非诱发性癫痫发作时才能诊断癫痫，而诱发性癫痫发作即使反复出现也不考虑癫痫的诊断。

表 3-54　3 小时后实验室检查异常结果

项　目	指　标	结　果	参考范围	结果标识
心脏标志物	高敏肌钙蛋白（hs-cTnI）	125ng/L	• 女＜15.3ng/L • 男＜31.3ng/L • 总体＜24.2ng/L	↑
	N 末端 B 型利钠肽前体（NT-proBNP）	1200pg/ml	0～125pg/ml	↑
余全血细胞计数、炎症标志物、肝功能、肾功能、电解质均无异常				

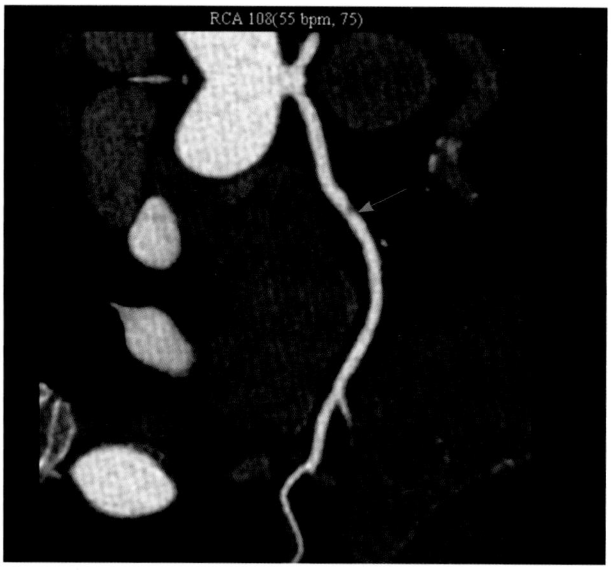

▲ **图 3–88　冠脉 CTA：前降支近段管壁钙化斑块，局部管腔轻微狭窄；右冠状动脉近段管壁混合斑块，局部管腔中度狭窄**

国际抗癫痫联盟（International League against Epilepsy，ILAE）于 2017 年推出最新版本的癫痫发作分类[4]（表 3–55）。新分类的框架在本质上仍沿用传统的“两分法”，在方法上仍主要基于症状学描述[2]。

临床上，完整的癫痫诊断需获得以下信息[1]。

(1) 病史资料：完整病史是癫痫诊断中最重要的环节，应包括现病史（重点是发作史）、出生史、既往史、家族史、疾病的社会心理影响等。

(2) 体格检查：应进行全身检查，但重点放在神经系统，包括意识状态、认知状态、精神状态、局灶体征（偏瘫 / 偏盲等）、各种反射及病理征等。应注意观察头颅形状和大小、外貌、体重、身体畸形及排查某些神经皮肤综合征。体格检查对癫痫病因诊断有初步提示作用。有些体征则可提示抗癫痫发作药的不良反应。

(3) 辅助检查

①脑电图（EEG）：EEG 是能反应癫痫发作本质特征中脑神经元异常过度放电的最直观、便捷的检查方法，是诊断癫痫发作、确定发作和癫痫类型最重要的辅助手段，为癫痫患者常规检查。

②神经影像学磁共振成像（MRI）：对于发现脑部结构性异常有很高价值。如果有条件，建议进行头颅 MRI 检查。

③其他辅助检查

a. 血液检查：包括全血细胞计数、血糖、电解质、肝、肾功能、血气分析、丙酮酸、乳酸、抗体、心脏标志物等检查，能够帮助查找病因。定期检查全血细胞计数，肝、肾功能及电解质水

表 3–55　2017 年 ILAE 癫痫发作分类（扩展版）

局灶起始	全面性起始	起始不明
• 知觉保留　• 知觉障碍	• 运动症状	• 运动症状
• 运动症状起始	– 强直 – 阵挛	– 强直 – 阵挛
– 自动症	– 阵挛	– 癫痫性痉挛
– 失张力	– 强直	• 非运动症状
– 阵挛	– 肌阵挛	– 行为中止
– 癫痫性痉挛	– 肌阵挛 – 强直 – 阵挛	• 不能归类
– 过度运动	– 肌阵挛 – 失张力	
– 肌阵挛	– 失张力	
– 强直	– 癫痫性痉挛	
• 非运动症状起始	• 非运动症状（失神）	
– 自主神经性	– 典型失神	

平等指标还可辅助监测药物不良反应。临床怀疑中毒时，应进行毒物筛查。已经服用抗癫痫药者，可酌情进行药物浓度监测。

b. 尿液检查：包括尿常规及遗传代谢病的筛查。

c. 脑脊液检查：主要排除颅内感染或免疫性炎性疾病，对某些遗传代谢病的诊断也有帮助。

d. 心电图：对于疑似癫痫或新诊断的癫痫患者，多主张常规进行心电图检查。联合心脏标志物结果，有助于发现容易误诊为癫痫发作的某些心源性病因（如心律失常所致的晕厥发作），还能早期发现某些心律失常（如长 Q-T 间期综合征、Brugada 综合征和传导阻滞等），从而避免误诊或使用某些抗癫痫发作而可能导致的严重后果。

e. 遗传学检测：临床疑诊癫痫的病因可能于遗传因素相关，可进行遗传学检测。

2. 流行病学

在全球范围内，2016 年有 140 万例男性特发性癫痫病例和 130 万例女性病例，发病年龄男性多在 39.9 岁，女性多在 37.1 岁。癫痫在中国发病率约为 19.7/（10 万人 • 年）[3]。

3. 心肌损伤机制

目前癫痫导致的心肌损伤病理机制尚未完全明确，根据文献分析，主要有以下几方面。

(1) 癫痫发作引起的心血管应激反应：癫痫发作时，患者的心血管系统会受到明显的应激刺激，包括心率突然变化、血压波动等。这种应激反应可能导致心肌受损，从而引发肌钙蛋白的释放。

(2) 缺氧和脑供血不足：在癫痫发作期间，由于脑部神经元活动异常和脑血流动力学改变，可能导致局部脑缺氧和脑供血不足。脑缺氧和供血不足会引发心肌细胞损伤和坏死，进而导致肌钙蛋白释放。

(3) 癫痫相关的心律失常：癫痫发作可能引起心律失常，如心动过速、心动过缓等。这些心律失常会增加心肌的负荷和应激，导致心肌细胞损伤和肌钙蛋白释放。

(4) 癫痫发作引发的全身应激反应：癫痫发作可能导致全身应激反应，如交感神经兴奋、内分泌系统激活等。这些应激反应会影响心血管系统的功能，增加心肌负荷，导致肌钙蛋白释放。

4. 结果解读

疑诊癫痫的患者伴高敏肌钙蛋白升高，需明确升高原因，完善心电图、超声心动图，必要时完善冠状动脉 CTA 与心律失常或急性心肌梗死这类导致晕厥的心血管疾病相鉴别。对于明确诊断癫痫的患者，如果伴高敏肌钙蛋白升高也需询问病史并完善相关检查，评估患者隐藏心血管疾病风险，以便及早进行干预治疗。

5. cTn 的检测意义

一项对与癫痫诊断及预后相关的实验室标志物进行了综合性回顾分析。在对肌钙蛋白与癫痫诊断及预后关系的相关研究深入分析后发现，研究数据表明在单次全面性强直 – 阵挛发作（GTCS）后，常规检测肌钙蛋白通常是不必要的，但对于 50 岁以上、具有心血管风险因素、已存在心脏病或癫痫持续状态的患者而言，肌钙蛋白检测可能具有特别的临床价值。若癫痫发作后检测到肌钙蛋白水平升高，建议进一步进行心脏检查[4]。

【专家点评】

癫痫发作除引发中枢神经系统损伤外，常常也对心肌造成损伤。建议对于癫痫发作的患者，除了积极控制癫痫发作、制止抽搐、减少脑水肿外，需尽早做心电图，完善心脏标志物，密切观察其动态变化。对于结果异常的患者应提高重视，通过全面的评估和监测，及时发现并处理潜在的心血管问题，以降低患者发生不良事件风险。

参考文献

[1] 中国抗癫痫协会 . 临床诊疗指南：癫痫病分册 [M]. 北京：人民卫生出版社 .2023

[2] Fisher R.S., Cross J.H., French J.A., et al. Operational classification of seizure types by the International League Against Epilepsy: Position Paper of the ILAE Commission for Classification and Terminology[J]. *Epilepsia*. 2017;58(4):522-530.
[3] GBD 2016 Epilepsy Collaborators. Global, regional, and national burden of epilepsy, 1990-2016: a systematic analysis for the Global Burden of Disease Study 2016 [published correction appears in Lancet Neurol. 2019 May;18(5):e4][J]. *Lancet Neurol*. 2019;18(4):357-375.
[4] Nass R.D., Sassen R, Elger C.E., Surges R. The role of postictal laboratory blood analyses in the diagnosis and prognosis of seizures[J]. *Seizure*. 2017;47:51-65.

读书笔记

读书笔记